安徽非物质文化遗产丛书

传统医药卷

# 张一帖内科

安徽省文化和旅游厅 组织编写

主编 李济仁 副主编 黄辉 王鹏

李艳◎主审

范敬◎编著

时代出版传媒股份有限公司

安徽科学技术出版社

**图书在版编目(CIP)数据**

张一帖内科 / 范敬编著. --合肥:安徽科学技术出版社,2020.7

(安徽非物质文化遗产丛书. 传统医药卷)

ISBN 978-7-5337-8239-9

Ⅰ.①张… Ⅱ.①范… Ⅲ.①中医内科学-中国-古代 Ⅳ.①R25

中国版本图书馆 CIP 数据核字(2020)第 086508 号

张一帖内科　　　　　　　　　　　　　　　　　　　　　　　范敬　编著

出 版 人:丁凌云　　选题策划:蒋贤骏　余登兵　　策划编辑:王　宜
责任编辑:王　宜　　文字编辑:王丽君　　　　　　责任校对:张　枫
责任印制:梁东兵　　装帧设计:武　迪
出版发行:时代出版传媒股份有限公司　　http://www.press-mart.com
　　　　　安徽科学技术出版社　　　　　　http://www.ahstp.net
　　　　　(合肥市政务文化新区翡翠路 1118 号出版传媒广场,邮编:230071)
　　　　　电话:(0551)63533330
印　　制:合肥华云印务有限责任公司　　电话:(0551)63418899
(如发现印装质量问题,影响阅读,请与印刷厂商联系调换)

开本:710×1010　1/16　　印张:11.25　　字数:225 千
版次:2020 年 7 月第 1 版　　2020 年 7 月第 1 次印刷

ISBN 978-7-5337-8239-9　　　　　　　　　　定价:48.00 元

# 安徽非物质文化遗产丛书
# 出版委员会

# 丛 书 前 言

　　皖地灵秀,文脉绵长;风物流韵,信俗呈彩。淮河、长江、新安江三条水系将安徽这方土地划分为北、中、南三个区域,成就了三种各具风范和神韵的文化气质。皖北的奔放豪迈、皖中的兼容并蓄、皖南的婉约细腻共同构成了一幅丰富而生动的安徽人文风俗画卷,形成了诸多独具魅力的非物质文化遗产。

　　习近平总书记指出,文化自信是一个国家、一个民族发展中更基本、更深沉、更持久的力量,坚定中国特色社会主义道路自信、理论自信、制度自信,说到底就是要坚定文化自信,没有文化的繁荣兴盛,就没有中华民族伟大复兴。

　　非物质文化遗产是各族人民世代相承、与民众生活密切相关的传统文化的表现形式和文化空间,是中华传统文化活态存续的丰富呈现。守望它们,就是守望我们的精神家园;传承它们,就是延续我们的文化血脉。

　　安徽省现有国家级非物质文化遗产代表性项目88项,省级非物质文化遗产代表性项目479项。其中,宣纸传统制作技艺、传统木结构营造技艺(徽派传统民居建筑营造技艺)、珠算(程大位珠算法)3项入选联合国教科文组织命名的人类口头与非物质文化遗产名录。

　　为认真学习贯彻习近平总书记关于弘扬中华优秀传统文化系列重要讲话精神,落实《中国传统工艺振兴计划》及《安徽省实施中华优秀文化传承发展工程工作方案》,安徽省文化和旅游厅、安徽出版集团安徽科学技术出版社共同策划实施"安徽非物质文化遗产丛书"出版工程,编辑出版一套面向大众的非物质文化遗产精品普及读物。丛书力求准确性与生动性兼顾,知识性与故事性兼顾,技艺与人物兼顾,文字叙述与画面呈现兼顾,艺术评价与地方特色描述兼顾,全方位展示安徽优秀的非物质文化遗产(简称"非遗"),讲好安徽故事,讲好中国故事。

本丛书坚持开放式策划,经过多次磋商沟通,在听取各方专家学者意见的基础上,编委会确定精选传统技艺类、传统美术类、传统医药类非遗项目分成三卷首批出版,基本上每个项目一个单册。

各分册以故事性导言开篇,生动讲述各非遗项目的"前世今生"。书中有历史沿革和价值分析,有特色技艺展示,有经典作品解读,有传承谱系描绘,还有关于活态传承与保护路径的探索和思考等,旨在对非遗项目进行多维度的呈现。

各分册作者中,有的是长期从事相关项目研究的专家,在数年甚至数十年跟踪关注和研究中积累了丰富的资料;有的是相关项目的国家级非物质文化遗产代表性传承人,他们能深刻理解和诠释各项技艺的核心内涵,这在一定程度上保证了丛书的科学性、权威性、史料性和知识性。同时,为了利于传播,丛书在行文上讲究深入浅出,在排版上强调图文并茂。本丛书的面世将填补安徽非物质文化遗产研究成果集中展示的空白,同时也可为后续研究提供有益借鉴。

传承非遗,融陈出新,是我们共同的使命。宣传安徽文化,建设文化强省,是我们共同的责任。希望本丛书能成为非遗普及精品读物,让更多的人认识非遗、走近非遗,共同推动非遗保护传承事业生生不息、薪火相传。

CONTENTS

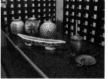

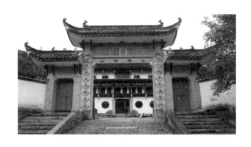

传统医药卷

CHUANTONG

YIYAO

JUAN

引言

张一帖内科

新安，是传统对安徽徽州地区的习称。中医药界将这一地区经悠久的历史积淀孕育形成的医学总称为新安医学。歙县、黟县、祁门县、休宁县、绩溪县和婺源县六县古称新安郡，因境内有新安江、新安山而得名。春秋时期，新安地属吴国，吴亡归越，越亡归楚。秦始设歙、黟两县，汉晋隋唐迭有更名，晋太康元年改称新安郡，宋徽宗宣和三年更名为徽州。新中国成立后徽州地区区划数次更迭，现为黄山市、绩溪县和江西婺源县。这块人杰地灵的宝地，不但成就了程朱理学、江戴朴学、新安画派，养育了著名教育家陶行知、学者胡适等精英，开创了徽商400年昌盛的奇迹，留下了美轮美奂的徽派建筑，还为中国、为世界的传统医学贡献了极其珍贵的新安医学。

新安医学具有名家众多、医著宏丰、成就突出的鲜明特色。新安医学是中国传统医学中独树一帜的著名流派。它肇自晋唐，成于宋元，盛于明清。自北宋至清末，新安医家有800余人，辑医学著作800余部，其中部分医籍东传朝鲜、日本。著名医家有北宋的张扩，南宋的张杲，其后汪机、吴谦分别被誉为明、清四大医家之一。徐春甫的《古今医统大全》、程杏轩的《医述》等四部著作被列为中国十大古代医著。

"家族链"是新安医学最重要的特点之一。新安医学专科齐全，包括内、外、妇、儿、喉、眼、伤、疡、针灸、推拿各科，内容丰富，理论系统，世代相传，形成很多的"家族链"，至今不息。这些专科内容丰富，经验独特，在中医学发展史上的地位颇为重要。随着新安医著的外传，新安医学还对日本、朝鲜及东南亚各国的医学发展发挥了积极作用。

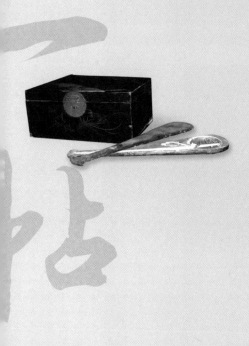

第一章

张一帖内科概述

《礼记·曲礼下》中载："君有疾饮药,臣先尝之;亲有疾饮药,子先尝之。医不三世,不服其药。"意思是君王患病吃药,大臣要先替君王品尝汤药;双亲患病吃药,子女要先替双亲品尝汤药。如果一个医生不是出身于三代行医的医学世家,就不服用他开的药物。唐代孔颖达所著《正义》中载："凡人病疾,盖以筋血不调,故服药以治之,其药不慎于物,必无其徵,故宜戒之,择其父子相承至三世也,是慎物调齐也。"这段话的意思是人患疾病,大概都是筋脉气血不调和,因此需要服用药剂来治疗疾病,要选择父子传承三代的医生,可见世医传承自古以来在传统中医从业者中的重要性。在山清水秀、人杰地灵的安徽省歙县就有一个有明确谱系、传承近五百年的医学世家——"张一帖"。

在新安医学的世医家族链中,以内科为主的"张一帖"家族被认为是历史最悠久、当代影响最大的家族之一。从明朝嘉靖年间"张一帖"得名算起,代代为医,传承至今已有460多年的历史。至今已传承15代的"张一帖",以其精湛的医技、治疗急性热病和内科疑难杂症屡获佳效而享誉皖、浙、赣数省。

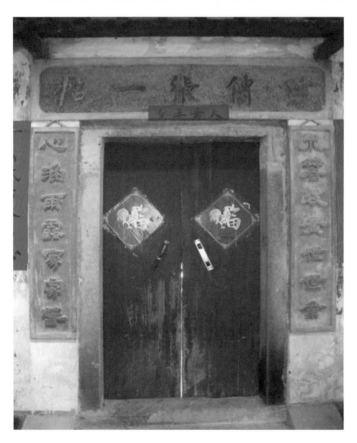

"张一帖"老宅

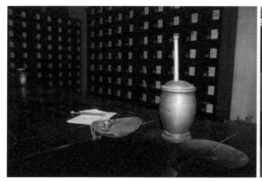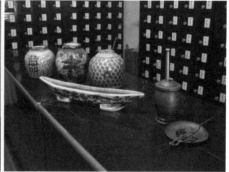

歙县定潭村"张一帖"诊所

# 第一节
## 张一帖内科的缘起

新安张氏系在唐僖宗广明庚子(880年)为避战乱由北方辗转迁徙至新安的世族人家,经汝舟公之后裔由"满田张"经"邵村张",继而派生出了"定潭张"。至此,张氏家族在新安的传承脉络已见经纬,即"满田张""邵村张""定潭张"均系一脉相承。张扩正是汝舟公之后,在这一时代诞生,成长于满田,并成就为一代名医,开创了新安医学之先河。

据《中医辞海》载:"张守仁,安徽歙县人,世业医,为北宋张扩后裔,明朝嘉靖、万历年间名医,传家业,复得异人指授,历三十余年之艰辛,创研粉末药剂'末药',凡劳力伤寒、胃肠疾患,服之一帖,辄立起沉疴。遂医名噪甚,世人呼之'张一帖'。子孙代传其业,后被擢为新安临床医家之首。"

张守仁年幼时跟随自己的父亲学习医术,后来他的父亲派他到各地拜访名医并跟随这些名医抄方学习。张守仁在外地游学期间,尽管出诊抄方的生活是忙碌辛苦的,但是他仍然随身携带《黄帝内经》《伤寒杂病论》等10余部医学经典,一有空闲时间就潜心研读这些医学经典著作。时日渐长,张守仁的医术

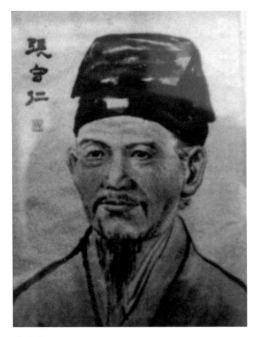

张守仁

越来越精湛，他也因为一段特别的机缘得到一位"异人"亲传医技秘方，从此医名大振。

相传张守仁某日进山采药，看到一个衣衫褴褛的乞丐昏厥在崎岖的山路上。张守仁为他把脉后，告诉乞丐他并没有得什么大病。谁料乞丐仍然说自己疼痛难忍，张守仁看他实在穷困无助，就把他背回自己家中，精心护理。这个乞丐在张家受到了礼遇，但突然某一天这个乞丐不辞而别，只留下一张无名药方与行乞用的拐杖。这个无名药方就是如今"张一帖"家传秘方"末药"的前身，那个拐杖成了张家的传家宝"仙人拐"。显然这个乞丐并非真是乞丐，而是一个高人假扮的，以此来测试张守仁的品行，结果让其非常满意，因此才给了张守仁这样丰厚的馈赠。直到今天歙县定潭"张一帖"诊所依然保留传说中奇异高人赠送的"末药罍""仙人拐"。张守仁依照奇异高人留下的药方行医，效果非常好，从此医技大进，且声名远播。当时，百姓的生活非常困苦，常有因饥寒、劳累所致的昏厥者。张守仁虽日夜不停救治，但因病人众多不能尽数施救，于是他专心研究医学理论，广博地采撷众多的良方，精益求精，不知疲倦，以奇异高人所传授的药方为本，经过临床30多年的不断实践，将药方中的药物种类加以增减，改为粉剂，取名为"末药"。此药由18味中药组成，又称"十八罗汉"，有疏风散寒、理气和营、健胃宽中、渗湿利水的功效，对劳力伤寒、肠胃疾病等具有特殊的疗效，因对诸多内科疑难重症、杂病往往一帖（一剂）即治愈，疗效显著且迅速，加上张守仁良好的医德医风，四方民众便给他起了一个雅号——"张一帖"。意思是无论什么疑难杂症，只要得到张氏验方一帖（徽州本地常称一剂药为一帖），就能好转。自此"张一帖"的雅号以及祖传"末药"及其他效验良方随之代代相传，时至今日有了将近五百年的悠久历史。富贵传家，不过三代;道德传家,十代以上。这句话,我们从徽州张一帖内科医学世家那里找到了最好的注脚。"张一帖"的历代医者不仅是医名显赫的医生,还是教子有方的父亲。他们把医业和个人成长的价值观,通过家训的形式传承给后代。历经460多年,"张一帖"家族已绵延十六代,依然是当今最负盛名的医学世家之一。

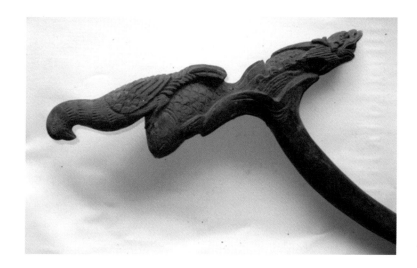

传说中的仙人拐

# 第二节

## 张一帖内科第十三代传承人张根桂

张根桂(1908—1957年),又名耀彩,字祥森。他刚满二十岁就以医术扬名于新安地区,民国年间就有他随地拔一根草就能让危急重症病人得以痊愈的种种神奇传说。在他而立之年,安徽、浙江、江西等地的病人纷纷前来求医。如果在当地半夜看到有人点着火把,抬着病人飞奔,就知道他们是赶定潭。赶定潭是什么? 就是求"张一帖"救命。因此赶定潭的名声一直延续到今天。

张根桂擅长治疗急性热病、经隧之病及其他危急的重病，治疗法则强调祛除病邪一定要彻底和快速，用药特点是用药精准，剂量大，服药讲究剂型选择及服药时间的不同。常常准备有汤药、末药、丸药等不同药剂剂型，选择不同的时间段来服用，必要的时候辅以针刺和艾灸，往往一剂药即妙手回春。祖传末药的配伍、制法经过张根桂反复研究，又创立了春、夏、秋、冬四季不同的加减法，因此对外感伤寒、腹泻气滞、胃脘疼痛等各类疾病的疗效更佳。诊治痹病、肝病等内伤

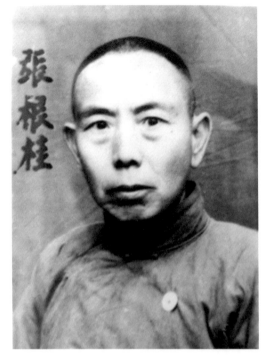

张根桂

杂病的家传秘方，经他临床反复求证，也是疗效成倍地增加，仿佛扁鹊再生。"张一帖"由此也再次出现当年的鼎盛势头。张根桂的部分学术思想以及临证经验，由他的后人整理并发表于《中医杂志》等一些学术刊物，影响深远。张根桂因爱子早早夭折以及生活变故等原因，未过50岁就不幸患病离世，实在是杏林之憾。

张根桂唯一的儿子早夭，对他是一个沉重的打击。当时张根桂还不到40岁，从那时起生病，一病之后就再也没有恢复健康。因为这个男丁不仅是张根桂先生唯一的儿子，也是张氏医术的唯一传人。一个很现实的问题摆在张根桂面前，就是这门代代相传的家传技艺的传承问题。出现了这么大的变故，张根桂先生主观上没有心情照料自己的身体，客观上也没有时间调理自己的身体，因为作为一个医名远播的医生，他的生命除了属于整个家族外，还属于病人。比如病人半夜三更被抬到张家求医，总不能因为自己身体欠佳，就不予诊治。张家沿河而居，以往凡是河对岸有人高声呼唤求医，张根桂就会亲自划舟过河赴诊。尽管张根桂先生身体状况大不如前，病人仍一如既往络绎不绝前来求

诊。张氏家族久居定潭,积了十几世的德,做了无数的善事,如果因为自己身体健康的原因而不对这些功德予以维护,这是张根桂先生无法容忍的。因此,张根桂先生就算透支自己的健康,也要维护家族声誉。著名经学家吴承仕先生的顽疾经张根桂治愈后,被"张一帖"高超的医技、高尚的医德深深感动,曾经书写过一副对联相赠:"术著岐黄三世业,心涵雨露万家春。"

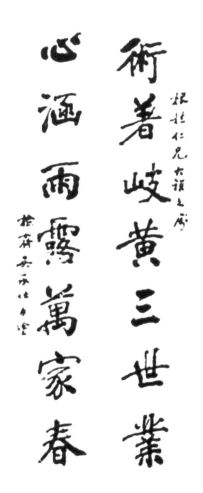

国学大师吴承仕为"张一帖"书写的对联

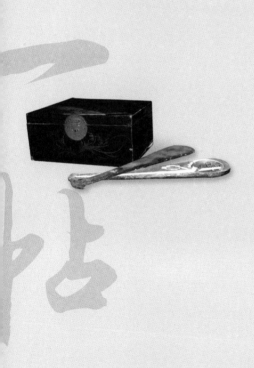

第二章

张一帖内科源流历程

新安籍医家最早见于文献记载的是北宋末年的张扩。"张一帖"是北宋名医张扩的后裔。张扩（约1056—1104年）生活于北宋嘉祐、崇宁年间，《江西通志》记载他在崇宁年间中了进士。张扩医技高超，名满江浙、京城开封和洛阳，尤其擅长治疗伤寒。根据明朝弘治年间的《徽州府志》记载，张扩字子充，歙县人。少年时期爱好医学，跟随蕲水著名的伤寒大家庞安时学习医学，当时跟师学习的学生有六十人，庞安时唯独青睐张扩。后来张扩听说有个叫王朴的人善于诊脉，并且能够通过诊脉判断人的贵贱祸福，于是他便跟随王朴学习医术。一年以后，张扩尽得老师真传后离开。南陵有个富人的公子患伤寒，不省人事，仅存微弱的气息。张扩看了之后，说："这是嗜卧证。三天后就会苏醒，醒来后想饮水，给他喝药，他一定会熟睡，醒来后会出汗。"后来果然如此。当涂郭祥正的孩子患咳嗽，瘦骨嶙峋，肌肉如削，医生大多以为是劳证。张扩诊视后说："这病不用担忧。"便让郭祥正的孩子喝药，其子喝药以后忽然呕吐，经检查发现孩子呕吐的涎沫中有鱼骨，之后其子的疾病就痊愈了。张扩曾经为一个官员诊脉说："你的脉象出现了虾游脉，不出七天肯定会死。"五天后这个官员升为齐州通判，高兴地说："张扩胡说，我刚得官，怎么会死呢？"又过了两天，该官员在早起盥洗的时候突然仆地死亡。北宋建中靖国初年，范纯仁疾病发作，问张扩："我的病情如何？"张扩说："您的脉象显现您活不过半年。"范纯仁说："假如我能活着到京师，那就是先生您的恩赐。"于是便和张扩同行，到京师后范纯仁奏补张扩为假承务郎，没有多久范纯仁就病重不起。崇宁年间，黄诰正等待淮西提刑的任命，张扩对他说："你的俸禄不在淮西，将会回京师，但是今天宰相还没有高升，如果他高升宰相就会任命你，不到一年，你又会有三次调动。"又说："你身体健康，但是你的妻子身体会有病，在九月会有不好的消息。"之后蔡卞当了宰相，黄诰被召到京师。年中从户部、吏部升迁到左司郎中，而黄诰的妻子刘氏也正好在九月去世。

　　张扩的弟弟张挥也善于诊病，传说在建业有个妇女敲门求医，张扩不在家，张挥为她诊病，等到张扩回来，张挥告诉哥哥具体的情况，张扩说道："你给她开的药是对的，不久她就会痊愈。这种脉象应该是寡居三年，左乳下有痣。"后来经检验，果然如此。

# 第一节
# 张一帖内科传承谱系

张扩年少时喜爱医术，完全得到了蕲水县庞安时、蜀人王朴的真传，多能为病人治愈疾病，名声在当时非常响亮，尤其擅长治疗伤寒病。张扩的学术及诊疗经验与歙县"张一帖"祖传医术有非常深的渊源。

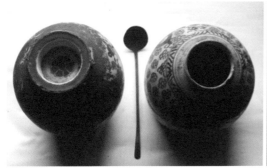

祖传药奁和药勺

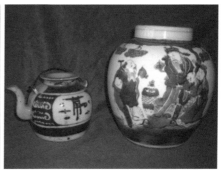

药壶和药罐

目前我们可以考证"张一帖"得名于明朝嘉靖年间，从张守仁开始，历经明、清、民国到现在，共计有460多年、15代的历史。张家世代行医，忙于为乡邻治疗疾病，因此没有空闲的时间编写医书，许多宝贵的临床经验和心得体会，由于家规的限制，未能出版，后来又经历"文革"，使得先祖们的医疗手稿多数散失。通过搜集众多相关资料，考证"张一帖"的源流如下。

得"张一帖"之名的始祖张守仁（1550—1598年），字立仁，去世时只有48岁。他为人善良淳朴，经常接济贫寒的乡邻们，明朝嘉靖、万历年间以医术著称于世。张守仁的父亲也是以行医为生，然而声名不是太大。张守仁年幼时跟随父亲学习医术，之后遵从父亲的嘱咐，到各地游学拜访名医进一步钻研医术，在此期间他将《黄帝内经》《伤寒杂病论》等10余部医书随身携带，一有空闲时间就苦读医书，常常沉浸其中，深入思考，勤于记诵，医术日渐提高。此后更为神奇的是,张守仁以其德术,逢遇机缘,得到一位扮为乞丐的异人亲授(今歙县定潭"张一帖"诊所依然保留据传为异人所赠的"末药龛""仙人拐"),由此医技大进。当时百姓多困苦,屡有因饥寒、劳累所迫而致昏厥者。张守仁虽日夜救治不辍,终因病人众多而未能尽救,遂以异人所授之术为本,并穷究医理,博采良方,精勤不倦,历30余年之证验,终研究出一粉状药剂——"末药"。自此张家代代专攻医道,医技心法、祖传末药及其他效验良方也随之代代相传,在父子之间口传心授且有所增进。据其家谱("文革"中有所损毁)并参以史料,择之医学成就显著者,可考列张守仁之后13代正宗传人如下。

张凤诏(1576—1643年),字以挥,守仁次子。享年67岁。生活于明末、清初年间。天资颖悟,博闻强记。先攻儒学以为基,继习医术,传承家法。在劳力伤寒、急性热病以及其他疑难杂症如痹病、脏腑、经隧之病等方面积验颇丰,尤长于诊脉断疾,因而能聚众药之力专应一病,同时辅以不同剂量的祖传末药,功效弥著,令世人益感"张一帖"美名之不虚。

张赓虞(生于1602年,卒于清康熙年间,具体年月失考),字元良。少年从仕,不得志,乃从父凤诏公习医,并集家传医技编为歌诀,弃繁取要,由博返约,便宜实用,有裨后世参习。晚年潜心向道,精研内练养生之术。生平奉祖训而以医济世,良多德报。

张康荣(1640—1703年),字光复,初字光礼。赓虞公之三子,其兄皆陨于少壮。康荣公毕生以四方行医出诊为乐,常倾囊赈济贫困病人,复从数十载临床中汲取良方效药,以补前人之未备。康荣公因奔波劳累,积劳成疾。但晚年每遇病人,仍躬亲诊治,深得世人爱戴,故赠康荣公以字"光复",既颂其回春之妙术,又冀望其能早日祛疾康复、益寿延年。

张灵汉(1663—1731年),字大继。因对祖上末药配伍之理论依据尚感有所不足,遂以精研药学为终生之意愿,亲赴深山采集中草药500余种,制为标本,描绘成像,结合临床实证,辑为《药典》一部,以求深入阐明诸药之药性、药理、主治、功用。惜祖训谨严,未得将之刊行。后罹"文革"之难,与其余诸作皆遭损毁。

张锡(具体生卒年月不详,行医于清雍正、乾隆年间),字世茗。幼时嗜武习剑,内练丹功,身强体健,加之医术超然,心性豁达,每将病人治愈后,又授其保健、养生诸术,为病人广为称颂。

张进德（1730—1788年），字文著。为彼时乡中名儒，通四书五经，兼修艺事，勤于笔耕，其医学著述以实用为旨，曾积祖上医技，参以己意，著成《张氏医综》五卷，继承先贤，启迪后学。进德公遵医不外传之家规而未将此书付梓，后在"文革"中遗失，诚为可惜。传下的些许诗文稿、书画稿洋溢一派书卷气息。

张魁寿（1756—1818年），字承怀。秉承庭训，济世活人，同时善于向民众普及医学常识，以弘扬医道家学。魁寿公尊《黄帝内经》为百家

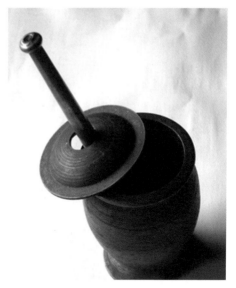

祖传捣药钵

之祖，认为其中又以摄生为常人以及病人所易接受，故将《黄帝内经》中言辞晦涩者解以俗易，化入家传摄养之法，而家规只限于医术、医技，魁寿公因而得以将摄养之道教习乡民，裨乡民垂髫怡乐，置境桃源。"一帖"济世之名益盛。

张觉之（1798—1866年），字启铨。魁寿公幼子。因少时聪慧颖悟，立志向学而为魁寿公所喜，教学相长，觉之公年甫二十即名噪故里，求诊者遍诸周县，纷至沓来。觉之公旁参朱丹溪养阴派学术思想，于营卫论颇多创造性的见解，认为营卫本属一气。然因耽搁于诊事而没有将其学术思想记述下来，后世未能窥其全貌，深为遗憾。

张秋林（1823—1890年），又名张文建，通家学，精于治疗。然一生琐事扰心，又因其子体弱，积郁成疾。晚年曾拟校勘新安医籍未果。据《歙县志》记载，张文建是清同治年间的乡村医生，对乡间穷人经常义诊施药。此外，他还出资建定山文会，修筑屏山亭和定潭大路等。

张春太（1846—1912年），字昌佩。幼即多病，因而参比己身，发奋习医。渐而学验俱丰，每经疗救，沉疴立起，声名广播新安。兼研古今各家医论，不拘陈法，以为"尽信书则不如无书""泥于古法而不能变通，于医则多误人矣"。及至壮年，方得一子（景余），遂悉心指授，以裨其子得传心法，渐造大成。

张景余（1884—1948年），字安全。幼即由父春太公发蒙，习医、学武并举，

体格颇健,医术亦精。此时"张一帖"的临床成就已殊为卓越,融实践、理论、经验、体悟于一体。景余公不仅在急性热病、劳力伤寒、内科杂病等方面贯通家法,且旁通妇科而精之。例如,举凡妇人带下崩漏,尤其热入血室等证,景余公常取一束树根,刮用中间木屑,加红糖共煮,嘱病人一日数服,然后卧床静息,翌日暮,崩血止矣。继以益气生血、健脾摄血之剂调治,不日愈。

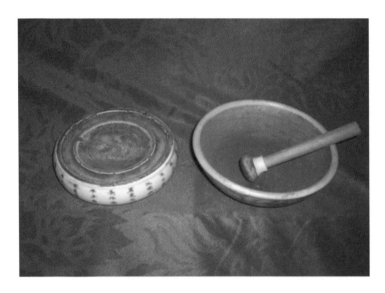

祖传玉药碾

张根桂(1908—1957年),又名耀彩,字祥森。弱冠即闻达于新安诸邑。年且而立,皖、浙、赣各地求诊者云至焉。根桂公擅治急性热病、经隧之病及其他急危重症,立法强调除邪务尽务速,用药味精量重、剂大力狠,服药讲究选剂择时。常备有汤药、末药、丸药等不同剂型,择时服用,必要时辅以针灸,往往一剂即起疴回春。著名经学家吴承仕先生之痼疾经治痊愈后,对"张一帖"之高超医技、卓然德术感念殊殷,因而书联相赠:"术著岐黄三世业,心涵雨露万家春",是为符实之论,"三"则以言张家世医传代之众。祖传末药的配伍、制法经根桂公反复研验,又创春、夏、秋、冬四季不同的加减法,对外感伤寒、腹泻气滞、胃脘疼痛诸病症的医治更具神功。诊治痹病、肝病等内伤杂病的家传验方,经临床反复求证,亦倍增效验,如若神奇。"张一帖"由此也再现鼎盛之势。根桂公的部分学术思想及医学治验等由后人整理发表于《中医杂志》等刊物,颇有影响。但因后嗣及生活遭际之故,年未逾50即不幸逝世。

张舜华(1934— ),根桂公之次女。为皖南医学院弋矶山医院中医科主任医师、副教授。舜华少时笃志行医济世,然张氏医术皆为传子不传女。根桂公因膝下唯一的子嗣夭折,常叹无后,郁郁寡欢。舜华不馁,终以其一贯之至诚、至孝、精勤、聪慧感动其父,当地民众以"孝女香"形容舜华之感人精神,多年后遂悉得家传精粹。期间舜华黎明即起,出诊遍及山川;日落而归,病客四方来迎。

同时, 少年伊始, 历30余载,自学、精研《内经》《伤寒杂病论》《金匮要略》《本草备要》等经典医籍, 实践与理论互作阐发,渐能不为家学所拘,医技弥精。她在家学的基础上,主张针、药并施,针灸应其急,药物治其本。对湿温伤寒证注重健脾宣渗,以冀脾健湿运,邪势得解;对虚寒证每以大剂附子以壮阳,继则调治气血津液;对癫狂、脾胃病、妇科病等的医治亦独树一帜,发表的

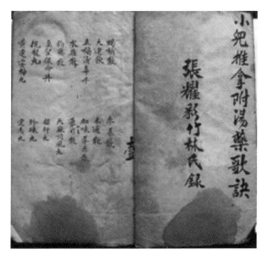

手写医籍

相关论文颇受医坛重视。1958年,她在有关领导的亲自关怀下,将家传秘方之一无偿献出,以期造福更多民众,此举受到安徽省卫生厅等政府机构、《安徽日报》等新闻媒体的高度重视与表彰。20世纪80年代初,张舜华调至皖南医学院弋矶山医院工作,其时数省、县之民众自发相送,依依不舍。

根桂公次女舜华、婿李济仁皆为当代著名中医专家。李济仁由儒入医,原为徽州中医界之青年翘楚,屡起大症重候,颇得根桂公嘉赏。遂予教引,渐而切磋,再而结翁婿之谊。李济仁从事临床工作至今已70余载,擅治痹病、痿病、肝肾疾患、淋证、肿瘤等疑难病症以及妇科等疾病,其临证之效捷、学验之丰盛,俱称大家, 出版专著10余部, 由他主持的科研课题荣获安徽省科技进步二等奖、三等奖,安徽省自然科学三等奖,安徽省高校科技进步二等奖等。李济仁为首届国医大师、首批全国500名老中医药专家学术经验继承工作指导老师、首批中国百年百名中医临床家、首批全国7名《黄帝内经》专业硕士研究生指导老师、首批全国中医药学会传承博士后合作导师、首批国务院政府特殊津贴获得者、中华中医药学会终身成就奖获得者、中华中医药学会终身理事、国家级非

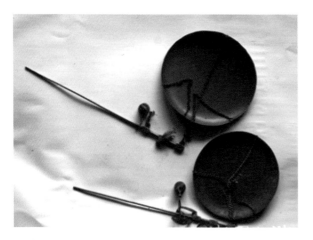
祖传药秤

物质文化遗产新安名医"张一帖"第十四代传承人。现为皖南医学院唯一终身教授、"四大名师"之一,并与弋矶山医院建院以来的吴绍青、沈克非等专家并列为"一代名医"。现任世界中医药学会联合会方药量效研究委员会会长,世界中医药学会联合会风湿病专业委员会名誉会长。2019年3月,被国家卫健委遴选(安徽医学界仅一位)拍摄"人民的医生——我从医这70年"献礼纪录片。

张舜华、李济仁育有四子一女,其中三子一女皆传承"张一帖"之家学,从事医学相关专业的科研、临床研究,并以长子张其成随从母姓以明举家之念愿。现歙县定潭仍有"世传张一帖诊所"普济世人。而周边民间至今广为流传的"赶定潭"一语,道出了460余年来新安名医"张一帖"昌盛不衰之景况。

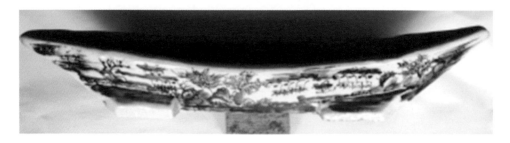
祖传药碾船

## 第二节
# 张一帖内科代表人物——国医大师李济仁、张舜华

### 一、陌上人如玉，国医世无双——首届国医大师李济仁

2009年，是李济仁行医60周年，也是李老八十大寿，正好又传来李老荣获中华人民共和国成立以后由人力资源和社会保障部、卫生部、国家中医药管理局共同推选的首届"国医大师"荣誉称号的消息。"国医大师"是从全国中医药系统从事临床工作的中医药（包括民族医药）人员中遴选出来的，均为省级名中医或全国老中医药专家学术经验继承工作的指导老师，同时还要具备品德高尚，获得社会广泛赞誉；为发展中医药事业做出突出贡献；中医药理论造诣深厚，学术成就卓越，在全国及行业内具有重大影响力；从事中医临床或中药工作55年以上，在群众中享有很高声誉等条件。大师这个称谓，除了年限够长、技艺出众之外，还有一股可以长存于天地之间，与山河同寿、与日月争辉的人格力量。这种人格力量，包括了第一流的人品、第一流的胸襟、第一流的眼界、第一流的抱负，以及第一流的才气。而"张一帖"第十四代传人李济仁就是其中的代表性人物。

李济仁矢志中医，心系国粹，积极为中医药事业的振兴与发展建言献策。自20世纪70年代以来，他多次向安徽省委、省政府及有关部门提出继承、发扬新安医学及健全中医药管理体制、完善中医药扶持政策的建议，体现了他高度的社会责任感，对新安医学的弘扬以及安徽省中医药事业的发展产生了重要影响。李济仁学术造诣高深、临床技艺精湛，医德医风优良，社会影响广泛，精于中医内科、妇科，尤其在痹病、痿病等疑难疾病方面见解独到，屡起沉疴。他在繁重的医、教、研之余，坚持为国内外病人义务函诊4 000多人次，展现了大医的风采。作为新安医学研究的奠基人之一，李济仁在新安医学及新安医家诊疗经验的研究上卓有贡献。他主持的科研课题曾获省部级奖励5项，出版《济仁医录》《痿病通论》《痹证通论》《新安名医考》《大医精要——新安医学研究》等专

著14部,发表学术论文100余篇,参编首批卫生部高等学校规划教材《内经》《中医基础理论》。李济仁在参与临床、科研工作的同时,教书育人,不囿家族师门,辛勤培养后学,关注经验传承,共培养研究生22名、博士后1名,指导高级学徒8名,学生遍及四川、吉林、山东、江苏、北京、河北等多个省市。

　　李济仁,徽州歙县(今属黄山市歙县)人,出生于贫寒之家。父亲李荣珠,是个技艺高超的篾匠,母亲洪聚娣,在家务农。他最初的名字叫李元善,元善者,善之始也,善之长也。这个名字来自于《周易·乾卦·文言传》,承载了父母对他的殷切希望,即希望他成长为道德高尚之士。李元善是家里最小的孩子,上面还有一个哥哥和一个姐姐。虽然家里日子过得非常艰难,但父母还是供他读书。李老家族里读书向上的传统,并非开始于他这一代,而是由来已久。元善这个名字,很难想象是出自最寻常普通的农家,而且还是最偏远的农家。从这个名字就可以看出整个家族追求上进的远大志向。不学何以为善?李老的家在古徽州歙县南乡山区小川镇的桥亭山。徽州多山,又以歙县为最,美丽的黄山就在歙县境内,李老家所在的这座山虽然比不了闻名全国、风景秀美的黄山,但也有它的奇特之处,整座山的山形如罗汉,且相当高,走上去至少有五里地。之所以叫桥亭山,是因为山下建了一座桥,而桥上有一座既是庙又是亭的建筑。远看是个亭,近看是座庙。这座庙叫龙蟠庙,可能是在山里的李家出钱修的,因为李家所在的村子坐落在罗汉山的肚脐眼处,叫作凤逸村。村名与庙名合起

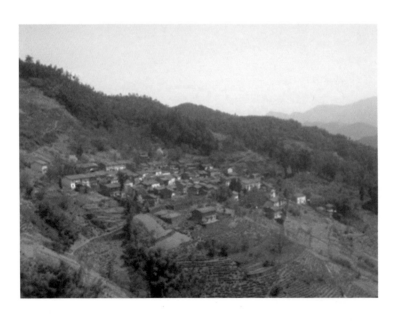

李济仁家乡桥亭山

来,意思是此地善出龙蟠凤逸之士。李老家的整个村落都姓李,且是有来历的。后来村里人口多了,就有一部分迁移到山下,虽然分开了,但山上山下仍然共同尊奉一个祖宗。因此当地又有"先到桥川立祖庙,后迁田坂建宗祠"之说。山下的李姓祠堂门口有一副对联,写道:"道德五千言门第,医艺九百载人家。"原来凤逸村的李氏家族以老子为远祖,属于李唐皇室的一支。虽然后来家势衰落了,但整个家族向上奋进的雄心始终不泯。李氏家族虽然僻居深山,但向上奋进的传统保留了下来。李老记得很清楚,老家的村头,也是李家的大门口,保存了四个升旗用的石墩。相传,如果村里有人考上了举人或贡生,这个旗杆上就会飘起家族的彩旗,以示庆贺。年幼的李元善记事时,已流行新式教育了,因此这种升旗的盛举盛况,他也就无缘目睹了。但这些石墩的存在,仍然能起到激励后辈子弟的作用。

　　李老的老家地势很特别,夏天到中午11点才能见到阳光,而冬天则整日有太阳,于是就有了"冬天暖,夏天阴,有钱难买癸山丁"的老话流传下来。"癸山丁",即"癸山丁向",壬、癸为水居北,丙、丁为火居南,"癸山丁向"是"坐北朝南"之意。然而这仍解释不了冬天与夏天的光照现象,如果是周边的山遮挡了阳光,冬天怎么就不遮挡了呢? 这真是一种神奇的现象。与之有关的还有一个有趣的故事,清末有个叫李执之的老塾师,是个拔贡。在一次乡试前,不仅在梦里梦到课考的主考官是朱大人,而且还

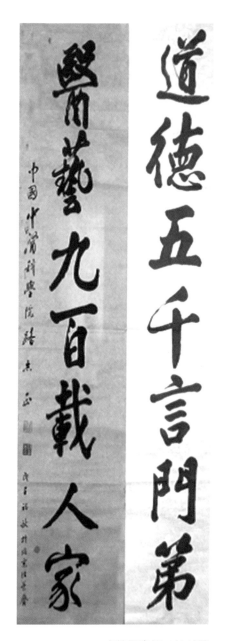

李姓祠堂门口的对联

梦到了朱大人放考所出的考题,于是就让全体考生按其梦中所示准备考试。等到真实考试时,果然是朱大人主考,并且就是梦中的考题。李老师的试题完全押对了,他的学生大多是那些李姓子弟,一次考中了18个秀才。李执之先生很兴奋,在村口写石碑时,把"癸丁加丑未"写成"癸丁加丑朱",以此表示人们时刻铭记朱大人放考的恩德。于是,原先乡里流传的"外向丑未加癸丁",就演变成"外向丑朱加癸丁"。

前人的成功,对后人的进取起到了极大的推动效应。李元善老家的学习风气很盛,应当与此颇有关联。据李老说,整个歙县南乡地区,以小川所出李姓人才最多。李元善在7岁的时候,也进了私塾,跟李近仁先生学习四书五经。李近仁先生是晚清秀才出身,当时已70多岁了,学问很好,特别是背了一肚子的诗词歌赋,上课很风趣,涉及面非常广。李元善就是从李先生处培养了浓厚的学习读书兴趣,奠定了儒学的学问根基。西方心理学家弗洛伊德认为,人的早期经历对一个人一生的影响是决定性的。虽然李老最后弃文学医,但他立身处世的原则,显然还是当年背四书五经时打下的底子。这些四书五经的底子也为李老的生活平添了许多乐趣。李老曾经有一件趣事,颇能反映他对国学的稔熟程度。几十年前,一个老学究在李老面前卖弄自己的国学基础特别扎实,说自己的拿手绝活就是能把《论语》倒背如流,李老就笑着说要考一考他。老学究心想,你这个搞中医的又如何能考得住我,就说好啊。李老问:"你说《论语·乡党》篇里有几个'子曰'?"老学究哈哈大笑:"这么简单的问题还能考倒我吗?"李老也笑了,说:"'乡党'里没有一个'子曰'。"老学究大吃一惊,觉得不可思议。李老说:"你不是会背吗,背背看。"老学究默背一遍,果然没有一个"子曰"。惊问:"你又如何知道没有一个'子曰'?"李老说:"早年有个对子非常有名,不知您老听说过没有? 这个对子说:'鲁论二十篇,唯乡党无子曰;周易六四卦,独乾坤有文言。'"而这个对子,老学究还真没听说过。这样一来,老学究彻底折服。李老自从少年开始学医之后,基本上再也没去研究那些儒学经典,但数十年之后,仍能熟练地凭借早年所学与行家辩难,除却天资因素,大概是这些儒学的基本核心内容早已印到他的骨髓里了。

李元善读书时,正处在新旧学习方式的转型时期,虽然旧学在他所在的僻远之处仍然大为盛行,但如果要进一步深造,则必须要接受现代教育。大约到了相当于现在小学四五年级的时候,李元善转入了新式学堂。李元善六年级的老师是潘荣生,潘老师对学生极其认真负责,而李元善又是班里的佼佼者,师生二人相处得非常和谐。李老记得很清楚,潘老师把全班的成绩单都裱装起来,张贴在他家里。由此可见潘老师对这些学生是非常满意的,也是引以为豪的,其中又以李元善让潘老师最为满意和自豪。此后的几十年里,潘老师与李老都一直保持联系,直到潘老师去世,李老每年逢年过节之时,都要写信或打电话与潘老师互通音讯,还不时给老师寄钱寄物,以表达学生对老师的感激之情。

1941年秋,李元善以优异的成绩考入当地的深渡简易师范,相当于今天的普通中学。此学校后更名为深渡中学。此地距李老的老家桥亭山凤逸村较远,而距李老日后取得发展的定潭较近。这个学校一直到今天还保留着,日后李老的五个子女中的前面三个,都曾在这个学校学习,直到毕业,算是延续了李老当年未完成的学业。李老的中学只上了一年,便发生了决定他命运的转折事件。这个转折事件就是患病。李元善在中学学了一年左右,不幸染上了较重的疟疾,之后不得不休学养病。当他休学期满,打算重回学校继续学习时,家里人的态度发生了变化。当时李元善的哥哥已经完成中学学业,到上海去谋生了。可能因为经济压力,觉得再供养一个孩子上学有点困难,父亲考虑让李元善继承自己的手艺,这在当时也是一个不错的选择。父亲李荣珠的手艺在当地很有名气,同时能带十几个徒弟,但却没有一个孩子继承自己的技艺,他觉得这是一件非常遗憾的事。因此,父亲决定不再供李元善继续读中学。读书很有天分的李元善不愿接受这种安排。

怎么办? 李元善只好找到出嫁的姐姐,想让姐姐、姐夫出面跟父亲谈判,谈判的内容不是继续上中学, 而是不当篾匠。不当篾匠又能做什么? 原来李元善在病中有所感悟,他所在的山村,医疗条件奇缺,看个病要走很远的路才能找到医生。因此,他准备学医。历史上的很多名医都有这样的经历,

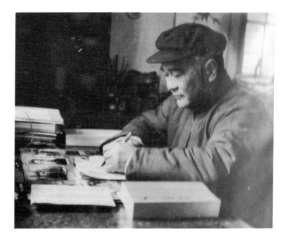

年轻时期的李济仁在学习

自己患病痊愈之后或者家人患病被庸医误治去世之后，转而全身心地投入到医学事业中去。医圣张仲景所著的《伤寒杂病论》中就慨叹"感往昔之沦丧，伤横夭之莫救"，明代徽州的名医方有执也是在一场大病之后，中年开始以医为业，类似这种事例实在是太多了。这大概就像孟子所说的那样"天降大任于斯人也"，就要人先经历点磨难。李元善在患病过程中的感悟，成就了他日后的医学事业。所谓世事难料，夺去无数百姓性命的疾病，给百姓带来各种痛苦的病痛，居然也能催生一代名医，生活的辩证法或许就是这样。李元善当时也就十二三岁，与前贤相比年轻许多，他小小年纪居然就为自己规划了未来，可以说是颇有筹谋。经过姐姐、姐夫的斡旋，父亲总算答应了李元善的请求。李家僻居深山，与外面的联系诸多不便，也不知费了多少周折，向多少人打听，李元善大约在1943年开始跟随深渡洪村的名医汪润身（1889—1972年）学医。据歙县人民医院的汪寿鹏医师介绍，他的祖父汪润身是属于出道较早且较长寿的医者，擅长治疗杂病，经验丰富，盛名远播歙、严、睦三州，人称"老润仙"。据李老回忆，他跟随汪老师学习了三年左右。李元善天资聪颖，跟着汪老师认真学习了中医的四大经典原著，其中的重要内容都能背诵，尤其擅长《黄帝内经》。也是在那时，李元善深知中医博大精深，需用一生的时间用心体味。他聪颖过人，接受能力极强，仅用了三年时间便尽得汪老师真传。但他仍不满足，想百尺竿头更进一步，心里想着要找名望更高的人拜师学艺。杜甫曾说过，转益多师是我师。李元善小小年纪就懂得这个道理，他要多方求教，博采众长。大概就在这期间，李元善家里还出了一件大事，这也更加坚定了他学医的决心。他在上海寻求发展的哥哥因病去世，这件事情更加坚定了李元善学医的信念。儒家学说强调为人子者，不可不知医。此前李元善因为自己患病立志学医，这次因为亲人的病逝，更加坚定他要成为一代名医的决心。那么下一步跟谁继续学习呢？这时他想到了深渡附近的定潭名医张根桂，张根桂的名望比汪老师又高出了许多。张根桂就是当地有名的"张一帖"名医世家的传人，其医术之高明，除本县、本省以外，附近江西、浙江的病人也都慕名而来，真正是医名远播。深渡离定潭非常近，估计李元善跟随深渡汪老师学习的时候，就非常了解"张一帖"的情况了。大概在1946年与1947年之交，李元善毛遂自荐到张根桂门上拜师学艺。李元善跟随汪老师学习时，与"张一帖"家可以说是近在咫尺，夜深人静时他常常能看到赶定潭的灯火，仰慕之情油然而生。因此，从那时起他便决定拜张根桂为自己的第二位老师。

　　据李老回忆，当时他毛遂自荐到"张一帖"家拜师，张根桂先生问他看过哪些书，还特意问他有没有看过《神农本草经》和《黄帝内经》两本书。而这两本书，他早就背得滚瓜烂熟，当场就背诵了一些篇章。张根桂特别满意，告诉他："药书不厌千回读，熟读心思理自知。"李元善也明白，学而不思则罔，思而不学则殆。考察的结果就是张根桂对他非常满意，决定收他为徒。

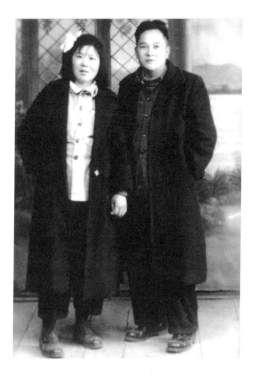

李济仁、张舜华1957年合影

　　李老在张根桂先生处学了三年，再加上之前所学，学习时间长达六年，以他的天资，应该是学有所成，基本掌握了"张一帖"的家传绝学了。学有所成的李元善自此开始闯荡江湖，造福社会。也是在这时，他给自己改名为李济仁。这个名字与此前的李元善也是密切相关。仁是善的延续，善是仁的根基，善与仁的衔接，靠的就是高明的医术。善的个人属性强，仁的社会属性强。善多是个人操守，重在独善其身；仁则多在施惠回报社会，重在普济天下。善为仁心，医为仁术，仁心合之于仁术，可以济世矣。从社会分工来看，医为普通一技，多数从业人员，以之糊口而已。但古来为大医者，多以此道拯溺救焚、济世惠民。因此，医虽俗技，其中有大道存焉。

　　李济仁出师后，先是在小川这个地方借钱与人合伙开了间药店，边卖药边行医。可能是李济仁大师当时太年轻，加之把名字改成李济仁，在家门口大家都知道你就是原来的那个李元善，一个不到二十岁的中医，会有什么生意？因此李老的第一次从业经历并不出彩。但在此期间，李老也不是一无所获，这个收获就是他考取了医师联合会的资格证。在小川干了一年左右，李老的事业仍无起色，于是经过一番调查，又经远房亲戚介绍，李老选择到离家较远的三阳坑寻求发展。三阳坑实际上也就是一个跟小川大小差不多的小集镇，当地已经有四家药铺，其中三家已自备了坐堂医生，唯一没有配备医生的，就只有"长春堂"药店。其实"长春堂"药店的老板恰好也懂医，只是这个老板因为胆小，从来没敢给人看过病，药铺的生意自然不如另外三家，所以李济仁就在这个药铺得到了机会。"长春堂"药店老板看年轻的李济仁胸前佩戴医师联合会的徽章，感到非常新奇，当地还没有人具备这种资格呢，不由得灵机一动，如果此人精通医术，何不让其加盟，以改善本药铺的生意。由于老板自己懂医，便对李济仁进行当场面试，他让李济仁替自己把脉，来测试这个年轻医生的医道究竟如何。这种事对李济仁来说真是小菜一碟，他把脉象讲了个头头是道，并把老板的身体状况与应该如何调理解析得非常到位，测试的结果远远超过老板的心理预期，于是当场拍板，接受李济仁为"长春堂"药店的合伙人，并将"长春堂"药店更名为李济仁诊所。李济仁先生当时只有二十岁，作为行医者当然是太年轻了，他便对外声称自己三十岁。李济仁诊所开业时间不长，就陆续有病人上门求诊。李济仁得"张一帖"真传，在治病过程中，把张氏的辨证精、出手准、用药狠等特点发挥得淋漓尽致，开具的药方往往只需要短短几天就大见成效。尤其是在看好了几个疑难杂症后，声名鹊起，病人口口相传，诊所的生意顿时火爆异常。

在新开业的李济仁诊所蒸蒸日上之际，三阳坑当地的原有从医者认为李济仁诊所的兴旺，使他们的生计受到了威胁。由于没有办法阻止病人不奔李济仁诊所而去，这些同行们就想了一个刁难李济仁的办法，说其既然要行医，总得要有介绍信。好在李济仁诊所的医名很快就传开了，歙南地区的人都知道新近出了个特别会看病的李济仁。当李济仁先生应三阳坑当地的要求回到小川去开介绍信时，小川当地就把他拦了下

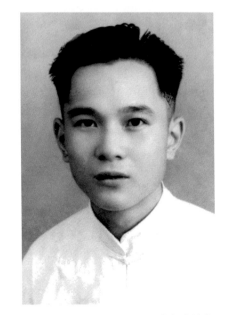

青年李济仁

来。理由是李济仁是我们这里的人才,怎么能跑到外地行医,不为本地乡亲们造福啊。于是,三阳坑那个开张不过一年的李济仁诊所就关门了。病人舍不得李济仁先生走,极力挽留,但小川当地不给开证明,要留在三阳坑还真不好办。那些经李济仁先生医好病的病人见挽留未果, 就以馈赠财物的方式表达他们对李济仁先生的感激之情。

小川当地虽给李济仁先生提供了行医的方便,但却没有提供合适的经营场地,李济仁先生只能在一座被废弃的破庙里开办新的联合诊所。诊所开办后,因李济仁先生医术高明,很快就生意火爆,甚至比在三阳坑时还要好。这大概也与李老有了三阳坑的历练,业务能力更加精进有关。由于诊所缺人手,当年与李老一起在汪润身老师处学习的师兄弟便被请来帮忙。1957年年底,李济仁的小川联合诊所兼并了歙县南部街口区的七家联合诊所,成立了一个大的街口区联合诊所,仍由李济仁先生任所长。但大的街口区联合诊所成立时间不长,李老就被调到歙县县人民医院工作。

1955年8月, 李济仁以优异成绩考取了安徽中医进修学校师资班学习,1958年8月又再次被选派到安徽中医学院(现安徽中医药大学)《内经》师资班学习。这种师资班是当时在全国范围内兴起的一个新事物,传统的中医药要走现代教学的模式,但这种模式以前没有,就只能边干边学。因此,当时全国各省的中医学校的这种师资班, 就相当于把一些优秀的临床医生集中起来探索未来中医药的教学模式。前来学习的医生,也就成了搭建新式中医药教学模式的建设者,在《内经》师资班的学习,实际上也是边干边学,摸索未来在具体教学中《黄帝内经》这门课应该怎么上。李老身处僻远的歙县乡下,能参加到这种全国意义上的创建工作,说明他当时已医名远播。1959年10月,李老被选拔到安徽中医学院任教,担任大基础教研室主任,并主讲《内经》《中国医学史》两门课。后来他在读到钱穆《朱子新学案·朱子读书法》一文时,对"宽着期限,紧着课程"的教学方法感同身受。期限宽就不会着急,课程紧就不会懈怠。李老上课时从不带讲稿、不看提纲,但却条理分明,学生们听得如醉如痴。李老虽带着浓浓的歙南乡音,却能把深奥难懂的《内经》讲解得生动风趣、通俗易懂。师生员工对他如此熟谙《内经》这部典中之典,无不由衷折服。当人们向李老请教学习的诀窍时,他拿出厚厚一摞教案、读书笔记和心得,又拿出《内经》《伤寒杂病论》《金匮要略》等原著,只见上面丹黄满目,密密麻麻加满眉批、旁注和按语,使人顿悟"宝剑锋从磨砺出,梅花香自苦寒来"的真谛。

　　徽州是程朱阙里的起源地,《朱子语类·总论为学之方》中就曾再三强调:"凡人便是生知之资,也须下困学、勉行底工夫,方得""大抵为学虽有聪明之资,必须做迟钝工夫,始得"。李济仁继承了程朱理学的儒家传统,走上医教研岗位后,更是以只争朝夕的精神,夜以继日地钻研学问,《内经》《伤寒杂病论》《本草备要》等经典医籍从不离左右,对新安医学的研究也从不间断,一有时间就沉浸其中,深入思考,积极研习古人的医疗诊治经验。他常常说:做学问要下苦功夫,聪明人要下笨工夫,治学就要坐得冷板凳,耐得住寂寞;并援引元代新安理学家程端礼(1271—1345年)的话:"(经典)百遍时自是强五十遍时,二百遍时自是强一百遍时。"读诵经典必须反复阅读体味。他体会,经典著作历久不衰,反复不断地品读会有新的体会、新的感悟,研学中医特别要学好《黄帝内经》,如此才能高屋建瓴,在临床治疗上左右逢源。

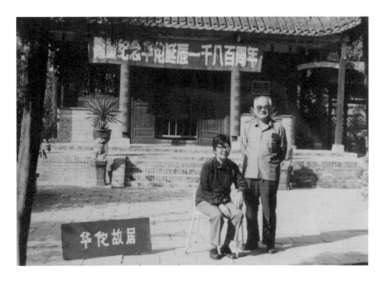

李济仁、张舜华在华佗故居留影

　　李济仁不仅转益多位名师,更擅长将书本知识活学活用,变创发明。他的很多创见发明都是源自于经典医籍的启发,如从《黄帝内经》的三因(因时、因地、因人)制宜学说中,确立了中医地理学、中医时辰医学、人体体质学说等新学术立足点;根据《内经》"旦慧昼安,夕加夜甚"的人体阴阳昼夜消长变化规律,摸索制定了一套择时服药的规则;汲取清代新安医家程杏轩"数方并用、定时分服"之精华,进一步提出并制定了一系列完整的用方服药辨治纲领;在明代新安医家吴崑"痹痿合论"的基础上，借鉴张景岳、周慎斋的相关论述，从病位、病因病机、辨证论治三方面系统提出了"痹痿统一论"，制定了完整可行的痹痿合治方法；临证辨治慢性顽疾如进行性肌营养不良症，参合明代新安医家汪机"调补气血、固本培元"思想，以培补肾本为证治要义。"问渠哪得清如许，为有源头活水来"，正是从经典医籍中源源不断地汲取营养，从而成就了李济仁卓越的学术成就。

李济仁不仅向名师请教学习，还擅于从民间汲取营养，吸收民间行之有效的经验和单方验方，兼收并蓄，为他所用。20世纪50年代初，他在乡里行医期间，多以经方萆薢分清饮为主治疗乳糜尿，诊治的数例农村病人中，有有效者但也不乏无效者。有一例病人初诊后几个月都不来复诊，后见面时方得知其病已痊愈。他甚为纳闷，经了解方知系服用民间单方苦参治愈。"千方易得，一效难求"，李济仁赶忙翻阅本草典籍，苦苦思索，一日恍然大悟。乳糜尿本系丝虫病引起，而历代本草均有苦参杀虫之记载，能治好乳糜尿就不足为怪了。于是他在前方中加上该药，前服多剂无效的病人即获效机。其后他以苦参为主，取六味地黄丸中三味补药（熟地、山萸肉、山药）以求固本，以萆薢分清饮（萆薢、石菖蒲、益智仁、乌药）温肾化气、祛浊分清，每每奏效。在此基础上，他还进一步研制出了系列效方，如民间用菝葜治疗癌症、老青蒿治腹泻的单验方，都被他吸收消化变通后运用于临床。李济仁可以说是抓住一切可以学习的机会学

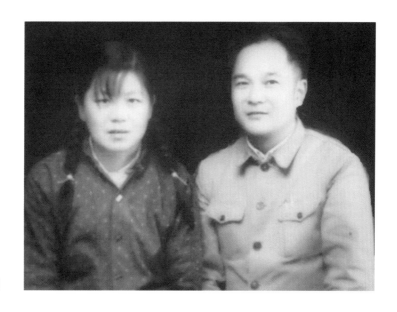

李济仁、张舜华伉俪

习,向一切可以学习的人学习。他开药店、办诊所时,就从老药工、店老板那里学习了许多中药鉴别、炮制加工、采收等药材知识;之后走向教学岗位,又请教名老中医林耀东不断得以提高。

李济仁在安徽歙县的医名可以说是堪比能起死回生的扁鹊。同村村民张本立说:"他(李济仁)一看,药到病除啊,妙手回春。"病人张忠英也说:"李老师的医术肯定不要讲的了!像这个风湿病,好多人以为治不好的,原来我也不打算治的,后来讲中医能治得好,我就抱着试试看的态度来的,哪晓得吃了一个月左右的药,基本上症状都缓解了。"在歙县定潭,有很多关于李济仁医术精湛的神奇传说,比如说他祖传的末药药方是当初一位仙人所赠,而装药的药柜在新安江发大水时都不会被淹没,等等。当地村民张建艺解释说:"他们传说的故事很多的,比如说医术精湛嘛,老百姓以为是他们家有个仙人拐,好像一搞就好了,实际上不是的,完全是医术的问题。"少小成名并非一日之功。李济仁从侍诊的小学徒做起,在师傅的严厉管教下,对《本草备要》《黄帝内经》等医学著作倒背如流,采药、抄方、研磨、熬汤等各个环节无不烂熟于心。李济仁谈到自己的学习过程,是这样说的:"对这个书本都是读一遍又一遍,读一遍思考一下,思考一下再读一遍,在这个基础上,理论水平逐渐就提高了。"他还说道:"最大的乐趣就是看病,看病是我最大的乐趣。"可见古人说的"学而不如好之,好之不如乐之"果然是至理名言。

## 二、有女同车,颜如舜华——"张一帖"第十四代传承人张舜华

家传模式是一个以血缘关系远近来决定外向扩展的同心圆结构,为了维护本家族的利益又产生了许多"传子不传女""传内不传外"的限制,这更加不利于医学经验的交流和传承,使得医术的传承很容易中断。在家族内部,这样的失传不会对人丁兴旺的家族医学知识的传播产生多大影响,但是如果这种情况发生在人丁比较单薄的家族中则是致命的。所以说在人丁单薄的家族内部,这种传承模式也存在相当的风险。张舜华能成为"张一帖"第十四代传人,可以说也是自己努力争取的结果。

张舜华,1935年1月出生,从事中医药事业以及传承"张一帖"已约70年。她临床经验丰富,尤擅伤寒、肾病、肝胆病、癫狂、妇科等疾病的诊治,创立效方达

药,其验甚广;对中医治则、治法多有发挥,在辨证用药上制定了择时施治等原则,具有重要的临床价值。她在中医诊治方面的有关成果参加了安徽省医药卫生成果展览,她本人作为主要研究人员完成的临床研究成果曾获安徽省高校科技进步二等奖、安徽省自然科学三等奖等奖励。2002年由日本东洋学术出版社社长、日本《中医临床》杂志社总编山本胜旷等专家组成的中医药参观采访团对张舜华进行了专访,认为"张一帖"家族为新安医学流派中的个例典范。

1950—1957年,张舜华跟随父亲张根桂("张一帖"第十三代唯一传人)习医。1959年4—12月张舜华在歙县中医进修学校学习。1958—1980年张舜华担任定潭联合诊所业务副所长,定潭卫生院业务副院长。1980年4月,张舜华调至安徽省芜湖市皖南医学院弋矶山医院中医科工作,后晋升为主任医师,副教授。1996年她的传记及业绩载入中国名人协会编撰的《中国人物年鉴》,以及《中国当代中医名人志》《中国中医人名辞典》《中国当代医学专家集粹》《安徽省高等学校教授、副教授名录》等辞书。2004年张舜华被选入《中国百年百名中医临床家》。

张舜华参与撰写、出版了《名老中医肿瘤验案辑按》《新安名医考》等著作,主持校注的《医津一筏》《素问灵枢类纂约注》由安徽科学技术出版社出版后,获得第九届华东六省一市优秀科技图书一等奖,并获得3项省科技成果奖。在临证之余,张舜华单独撰写了《益阴清肝,治愈青盲》《风湿病的辨证治疗与专方治疗》等10余篇学术论文,在《中医杂志》等国家级刊物发表,后又在全国第四届痹证学术研讨会等会议上宣读,颇受医界好评。

《孝经》曰:"天地之性,人为贵,人之行莫大于孝,孝莫大于严父。"张舜华教授系新安"张一帖"第十三代传人张根桂先生之次女,幼承庭

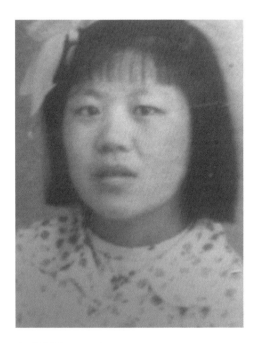

张舜华摄于1957年

训,受严父之熏陶,勤习礼义诗文,故重德敬孝,侍奉双亲颇诚,气质淳贞,非同一般女性,朝暮勤学苦读,胸中学问渐笃,心性涵养更加温顺。"张一帖"医术自北宋以来数百年间流传不衰,然其中有家规"传男不传女"。由于张舜华德行醇厚,天资聪颖,恒以孝敬双亲称著乡里,在当地获"孝女香"的美名。正因其孝道和勤奋,才使其父改变了"传男不传女"的家规,悉得"张一帖"家法精髓,成为"张一帖"之第十四代传人。

自此之后,张舜华随父习医,朝诵汤头药性,夜读医经古文,终日乾乾,持之以恒,十分刻苦。在其父的悉心指导下,张舜华将古文汤头药性、脉诀、中医四大经典等熟读背诵,抄写摘录,虽风雨寒暑亦不易其志,数年如一日。父亲应诊,她随侍身旁,经年不倦。她有时也会陈述自己的观点,每每令父亲诧异。这种诚恳、勤奋、持之以恒的良好品性,让父亲深感欣慰,终得父亲真传。于是张舜华悬壶乡里,为百姓诊病疗疾,终成名医。

常言道,良善存内,常逢贵人。就在张舜华孜孜苦求医道之际,张根桂又收了来自歙县小川的学生李济仁为弟子。李济仁老实淳朴,禀性温和聪颖,且对中医药学情有独钟,兴趣浓厚。由于是同门弟子,二人长年跟随张根桂侍诊抄方,上山采药,朝夕相处,数年习医切磋,致使他们之间建立了深厚的学友之情。由于师兄李济仁勤奋刻苦学习中医,成绩卓著,加之人品优秀,遂被张根桂选为东床,两位同门结为良缘,终成眷属。张根桂此举,不仅为世传"张一帖"找到了可靠的传承人,更为"张一帖"的继承创新,发扬光大开辟新道,普济苍生疾苦,做出了重大的贡献。

张舜华作为新安"张一帖"第十四代传人,其医术名不虚传。她自幼跟随父亲接受中医科班教育,其中医理论与临床功底都颇为深厚。张舜华擅长诊治急性热病、劳力伤寒、湿温伤寒、脾胃病、癫狂病等内妇科疑难杂症。针药结合是张舜华教授诊病的一大特色,每用针灸救其急,再结合中药治其本,常救治疑难杂症不计其数。为了提高诊病疗效,切实减轻病人经济负担,张舜华教授就亲自上山采药。她能辨认出上千种中草药的形态、特征、性味功效,且亲自加工炮制,将这些草药配成单验方或加入复方中应用,每使一些棘手的疑难病症迎刃而解。因家中孩子幼小且多,她常背着小孩采药出诊,出入于山间小道,其间劳作辛苦可想而知。张舜华教授为百姓真诚疗疾的一片仁心,在当地民众中有口皆碑。

张舜华不仅医术精湛,医德亦非常高尚,对来诊的病人非常认真负责,精心治疗,其仁慈之心路人皆知。如果病人远道而来,她便留病人吃饭,端茶倒水、不厌其烦。因此十里八乡的病人络绎不绝。即使在下班回家吃饭的时间有病人找上门来,她也总是放下饭碗,先看完病再用餐,常常吃些凉饭凉菜。半夜入睡时,常有病人敲门要求出诊,张舜华也每每应声而起。如遇雨雪天气,她也毫无怨言,故有"定潭向有车头寺,半夜敲门一帖传"之说流传于家乡。就这样积年累月几十年,张舜华无怨无悔。她白天诊病,晚间在煤油灯下总结病案,翻阅医典,精益求精。由于张舜华数十年如一日地刻苦钻研医理,认真付诸实践,其治愈率日益提高。当地屯溪水运社的领导为答谢她治愈了本单位数位疑难杂症病人,特派电影放映员定期至张舜华的家乡定潭播放电影以表谢意,由此可见当地百姓对她救死扶伤的感激之情。

1958年,"张一帖"第十四代传人张舜华响应国家号召,将家传秘方之一无偿献出,此举受到中央领导以及安徽省政府的高度重视与表彰。1959年5月15日的《安徽日报》对此专门以"歙县中医献方采风,发掘祖国医学珍宝"为题,进行报道。1980年,张舜华被调至芜湖工作,离别家乡时,原徽州地委书记程寿娣等领导和四面八方的老百姓自发前来相送,依依惜别,感激之情不言而喻。

张舜华共有子女五人,其夫李济仁教授于1958年就离家在省城安徽中医学院任教,难顾其家,整个家务就落在她一个人身上,繁重程度可想而知。上有令慈老母,中有两个妹妹,下有五个小孩,一家十来口人,虽有老母亲帮着看小孩照顾家务,但大部分家务事都靠她一人支撑。她白天要上班诊病,还兼任副院长职务,一心扑在事业上,下班时间操持家务,每至深夜。五个小孩上学、穿衣吃饭、一日三餐洗涮,一年三百六十五日,日日如此。张舜华以其坚强的意志,在艰难而繁重的生活波涛中,不屈不挠,勤勤恳恳,不但把家务事调理得停停当当,井井有条,也没有耽误上班诊病,而是扬起家庭事业两风帆,乘风破浪,战胜一个又一个风浪险阻,终于驶向平静的港湾,迎来柳暗花明的春天。

人们常说,女性在家庭和事业之间只能选择其一,不能两全。张舜华却以自己的品德和健康为保证,谱写了一曲家庭事业双全的华彩乐章。李济仁在位于省城合肥的安徽中医学院任教,每年寒暑假才回来,张舜华一边上班一边抚养孩子,就这样夫妻两地分居长达二十六年。每当张老说起以往的时光,脸上总是流露出刚毅的决心和勇气,显示出战胜艰难困苦最终取得胜利的喜悦与

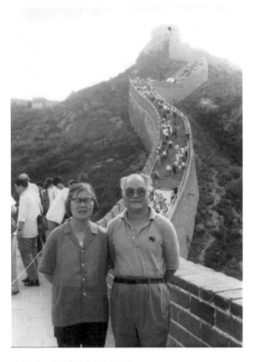

李济仁、张舜华摄于长城

自豪。张老回忆当年艰苦的岁月，靠自己和丈夫的工资收入养活一家老小十来口人，操持里里外外，甚属不易。凭借她那钢铁般的坚强意志和无所畏惧的精神，在曲折的生活道路上顶着风雨前行。孟子曰："壮者以暇日修其孝悌忠信，入以事其父兄，出以事其长上。"这可以说是对张舜华社会与家庭责任心的真实写照。内刚外柔、心性仁慈是张舜华天生的性格，这为她成就岐黄大业和赢得美满幸福的家庭奠定了坚实的基础。如今她功成名就，享誉海内外。丈夫李济仁教授2009年被评为首届国医大师。有人为她们全家作了两副对联，赞曰："兄妹四博导，两代七教授。""博士不难，难则兄妹四博导；国医堪奇，更奇夫妻双国医。"甚为恰当。

　　从张舜华取得家庭与事业双丰收的辉煌成果中，我们可以领悟到很多的人生启示和做人做事方面的深刻道理。

　　第一，中华传统美德与现代人为事业拼搏奋斗的精神在张舜华教授身上得到完美的统一。张舜华教授通过自己的努力实现了人生价值，为世人树立了一个正确的人生观。

　　第二，孝顺父母。孔子曰："夫孝，德之本也。"张舜华之所以成为"孝女香"誉满乡里，是因为她遵循儒家之孝悌仁慈，将其作为为人处世的人格内涵，孝顺是她家庭事业双收的重要根基。世云"孝子能感动天和地"是也。

　　第三，重德守本分。本分做人，毕生无私奉献是张舜华的人生价值取向，舍己为人是她做人的道德标准。正如《颜氏家训》所云"守道崇德"是也。重德是一个人安身立命、成就家业的基石。

　　第四，勤劳刻苦，自奉俭朴。这是张舜华治家创业的法宝，是《朱子家训》的真正实践者。她以平常心做平常事,但她却将平常事做出了不平常的业绩,正所谓"天道酬勤"。

第五,中医药的忠实继承者。张舜华以自己的身体力行,将新安"张一帖"这朵奇葩铸就成为国家非物质文化遗产,使之代有传人,济世济人。《孝经》中曰:"立身行道,扬名于后,以显父母,孝之终也。"诚如斯言。

第六,贤德榜样。张舜华以其毕生之言行为世人树立了一位非同一般女性的贤妻良母的美好形象。既为父母争光,又忠诚于丈夫。人们常说,一个成功男人的背后站着一个伟大的女人。李济仁教授在事业上取得成功,被评为首届国医大师,背后是张舜华撑起家庭这片蓝天,让他无后顾之忧,李济仁的巨大成就与她的鼎力支持是分不开的。因此我们说,张舜华是一位受人尊重且温暖慈祥的伟大母亲,是广大女性的楷模,值得我们后辈学习敬仰。

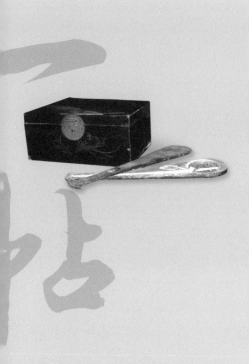

第三章

张一帖内科学术特色

张一帖内科独到的医术特点在于：以认证准确为基础和前提，用药猛、择药专、剂量重，取重剂以刈病根。医治外感病、急症往往一剂奏效，形成了治疗内科疾病的系列治法。如"和、降、温、清、养、消"六法辨治胃肠疾病；"寒热辨治、气血并举、从络辨治"辨治痹证；肝肾疾病的治疗主要重视培补肾脏；治疗湿温伤寒证，注重健脾宣渗；治疗虚寒证，喜用大剂附子以壮阳，后则调治气血津液，标本兼顾，以求根治；治疗急症提倡针药并施，针灸以应其急，汤药以治其本；医治肝病、胃病、风湿、癫狂、妇科等疑难病症，擅用金石药、虫类药，并常辅以新安道地新鲜草药，收效显著。同时，张一帖内科还针对不同时间机体脏腑、气血功能状态的不同摸索制定了一套择时服药的规则，包括"选择方药剂型，重视作用特点""强调服药时间，注重动静宜忌""推崇数方并用，主张定时分服"，使疗效越发显著。

## 第一节
# 张一帖内科理论成就

张一帖内科能够绵延传承十六代，四百六十余年之久，主要是因为其疗效显著。显著的疗效依靠其精湛的理论，张一帖内科的主要特点就是注重脾胃。张一帖内科传人世代居住在徽州，理论上受到著名新安医家汪机"固本培元"观点的影响。汪机是明朝嘉靖年间的名医，当时医学界盲目遵从朱丹溪"阳常有余，阴常不足"的观点，医生们一味补阴养阴而不知变通，用药上广泛地使用甘寒滋阴药物，甚至把大补元气的人参、黄芪置于一旁，从而经常导致病人元气受损，与他自己临床所见所闻和诊疗实践不相符，因此引起了他的警惕和思考。他巧妙地把补气和补阴纳入到一个能够沟通阴阳、兼容气血的框架里，这个框架就是中医说的"营卫"，而营卫二气是需要脾胃消化吸收水谷精微营养物质来不断供应的，因此汪机的治病方法重点在培补脾胃元气，由此形成了"调补气血，固本培元"的治法。更具体地来说，就是中医认为脾胃是后天之本，位居中焦，两者燥湿相济，升降相因，同为气血化生之源。人出生后，所有的生命活动都有赖于后天脾胃摄入的营养物质。先天不足的,可以通过后天调养补足,同样可以延年益寿;先天非常好,如不重视后天脾胃的调养,久之就会多病减寿。《素问·灵兰秘典论》中说:"脾胃者,仓廪之官。"金元时代著名医家李东垣也在其《脾胃论》中指出:"内伤脾胃,百病由生。"李东垣提出脾胃是人身元气的根本,认为元气是由脾胃之气滋养,如果脾胃之气受损,那么元气也不充盛,各种疾病就会产生。另外,李东垣认为脾胃是人身气机升降的枢纽。胃为水谷之海,饮食入胃,而精气先输于脾上归于肺,以滋养周身;升已而下输膀胱,传化糟粕,转味而出。脾胃同居中焦,通达上下,为水火之机、升降之轴,乃气机升降出入的枢纽。脾胃健运,升则上输心肺,降则下归肝肾,气机有序升降。在人体,心、肺为五脏之阳,位居上焦,功能主降;肝、肾属五脏之阴,位居下焦,功能主升。脾胃位于中宫,上传下达,脾气主升,胃气主降,是人体阴阳升降的中枢,而脾胃功能正常与否直接决定了人体脏腑阴阳升降的正常与否。脾主升的功能正常则肝肾主升的功能亦正常,胃主降的功能正常则心肺主降的功能亦正常。机体的升降出入运动正常对于人体来说至关重要,人体阴阳的升降运动主要是依靠脾胃化生和转输水谷精微物质来进行调控,脾胃的生理功能正常则人体的阴阳升降运动则正常,五脏六腑的生理功能就协调,元气产生充沛,诸病不生。

《内经》中说:"正气存内,邪不可干。"人体的肾中精气化生为可以抵抗邪气的正气,但是同时又受着后天脾胃化生的水谷精微物质的滋养,可以说脾胃对维持人体免疫功能的正气起到了至关重要的作用。无论是外感邪气或者是内伤发病,均是由于机体正气衰弱导致的,也就是疾病的形成,是由于正气不足。胃主受纳,脾主运化,两者共同维持着人体营养物质的生成和输布。脾胃为后天之本,气血生化之源,气不足是因脾胃损伤所致。

李济仁认为,对于病人,首先要调理脾胃,脾胃开了,再进药效果就更神速,这也是"张一帖"能迅速起效的重要原因。如治胃癌,李济仁认为,必宜以扶助正气、健脾养胃为主。当然,若辨其证确有气血、痰火、瘀积之实邪,机体正气尚盛,则当祛邪以养正,亦不可忽视。

张一帖内科还善用金石药、虫类药,常辅以新安道地药材,制药方法有很多独特之处,这与现代机械化大规模制药生产很不一样。张一帖内科在治疗过程中,还经常使用新鲜的道地药材。在夏秋季节,对感冒、暑湿病人,用鲜佩兰治疗伤暑头重如裹者，用鲜薄荷治疗风热感冒者，用鲜藿香祛暑化湿解表，用鲜荷叶清热解暑，治疗暑湿泄泻。此外，还经常用鲜石斛、鲜芦根、鲜紫苏叶等。张一帖内科爱用新鲜药材，主要出于以下考虑：一是新鲜药材无须加工就可以直接入药，这样可以避免挥发油等有效成分损失；二是新鲜药材不需要浸泡软化，有效成分容易煎出；三是适应临床季节用药，可以更好地发挥治疗作用。

李济仁夫妇二人将这些宝贵的经验全力继承。李济仁认为："有些验方听起来的确不可思议，但长年使用、效果确实的验方，还是值得采纳的。"尤为可贵的是，二人没有仅凭祖上传下来的几张验方坐吃家底，维持生计，而是积极深造，反复钻研中医经典，并在秉承家学理念的同时，针对现代疾病予以改进。故李济仁用药的特点是融新安验方与经方、时方于一炉，摸索创立了富有疗效的系列经验方，对痹证、痿证、肿瘤、肾病、脾胃病等的治疗均有独到之处。其创立的择时服药，均来自于实践，不是机械地靠天干地支来配属决定。

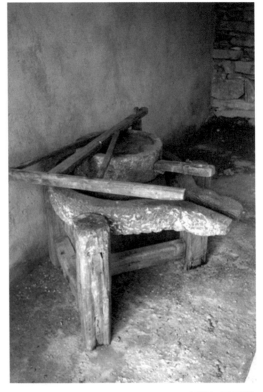

末药加工工具

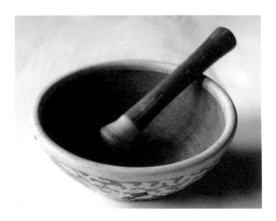

末药药碾

## 第二节
# 张一帖内科诊断发明

"张一帖末药"目前可知是由"张一帖"始祖张守仁研制,相传为异人所授,同时传有仙人拐、末药龛、研药缸等制作器具。"张一帖末药"由十八味药物组成,又称为"十八罗汉",针对新安地区等中国南方地域气候湿润,脾胃易伤的特点,因地制宜、就地取材,从调理后天之本的角度出发,采集新安地区道地药材,精心炮制,具有理气和营、健胃宽中、扶助正气,防病患于未然之神效。"张一帖"后代又依据时令流转之不同,将"张一帖末药"分为春夏秋冬四季加减,其效益彰。"张一帖末药"不仅药物精良,且因时、因地、因人制宜,是"治未病"这一重要思想富有特色的实践结晶。

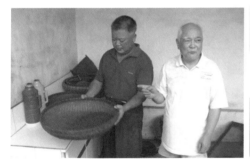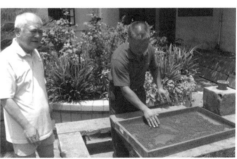

李济仁指导三子李梴制作末药　　　　　　　　李济仁指导三子李梴晾晒末药

## 第三节
# 张一帖内科治疗创新

"北协和,南弋矶"是过去人们对全国西医院的最高评价。李济仁所在的皖南医学院弋矶山医院，1888年由美国基督教会创办，迄今已有130多年历史。蒋介石、孙科等来该院视察过，吴绍青、沈克非、陈翠贞等名医先后在该院任职。在这样一所有名气的西医院搞中医，压力之大可想而知。

"西医出书，中医也出书；西医搞科研，中医一样搞科研。"李济仁凭借不服输的性格，孜孜以求、奋力拼搏，建新说、立新法、研新方。在皖南医学院和弋矶山医院"四大支柱"和"四大名师"中，李济仁名列其中。李济仁业医70余年，在医治外感病、急症等方面，承继"张一帖"心法，以认证准确为基础和前提，用药猛、择药专、剂量重，往往一剂奏效；辨治杂病，则合参新安汪机"培元派"提出的"调补气血、固本培元"思想，重视培补肾本，辨证灵活机变。如对于进行性肌营养不良症，李济仁系统地提出以补肾法为主，健脾和胃、养血舒筋的方法，成功治愈数例。

李济仁根据新安医家诊治痹证、痿证的基本特色与规律，临床上既强调鉴别，又强调辨治痹痿同病，提出"痹痿统一论"，制定辨治顽痹四法，即顽痹从虚、从瘀、从痰辨治，痹痿同病则重调肝肾，兼以健脾和胃、养血舒筋。他注重融会新安医学学术思想以及《黄帝内经》理论与诊治方法，从临床实践中加以体悟，建新说、立新法、研新方，创立"归芎参芪麦味方"。如曾经有一个15岁的病人王某，四肢痿弱无力，走路如鸭行，经常跌倒。经大医院诊断为"进行性肌营养不良症"，长期服用激素、维生素类药物无效。病人父母慕名前来求治。李济仁检查后，诊断为肝肾两虚型痿证，以《黄帝内经》理论与诊治方法融会新安医学学术思想，确立了补肾益肝、舒筋活络的治则。服用一段时间中药后，病人感觉四肢有力。李济仁根据病情连续调方数次，又嘱其坚持锻炼，不久，病人病情大有好转，臂力增，腿力强，近如常人。

对于疑难病症，李济仁主张辨证与辨病相结合，熔经方、时方、验方于一炉。治疗胃病倡导"和、降、温、清、养、消"六法，并创立了治疗冠心病的"归芎参芪麦味方"、治疗痹证的"清络通痹饮"、治疗慢性肾炎蛋白尿的"固本益肾汤"、治疗乳糜尿的"苦参消浊汤"等效方、验方。

李济仁身体力行于新安医著的校注整理工作，潜心提炼新安医学诊治的特色规律，带领学生成功还原了尘封于历史的668位新安医家、400余部新安医籍，并厘清和阐明了新安医学对急、危、难、重病症的诊疗经验和规律，成为新安医学研究的奠基人。他独著、主编了《济仁医录》《痹证通论》《大医精要——新安医学研究》等学术著作14部，发表论文112篇，中国工程院院士董建华教授评价其"独创新解，学术并茂，发前人之奥妙，作医津之宝筏"。

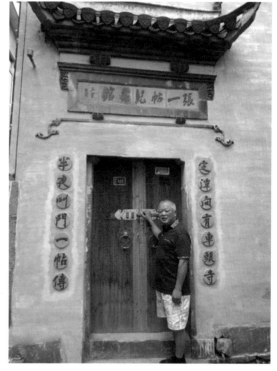

李梴在"张一帖"纪念馆前

# 第四节
## 张一帖内科用药风格

张一帖内科在临床治疗上有着显著的疗效，得益于它独特的用药风格——剂量大，擅长运用人参和黄芪，择时分服。

"张一帖"以擅治急性热病、经隧之病等急危重症而闻名，立法强调除邪务尽务速，特点是"稳准狠"，辨证准、用药精、剂量重，往往一两剂即起病回春。1949年李济仁刚行医乡里不久，时值炎夏，遇一农民患湿温重症，初起症见胸窒腹胀、身热少汗、渴不欲饮，服中西药皆不效，致病情加重，高热，昏迷抽搐。因病人不省人事、抽搐5天，家人已备其后事。李济仁测其体温为39.8℃，观其颈项胸腹漫布水疱,状似水晶;诊其脉濡数,察其舌苔黄厚腻,此因病初外邪失宣,致湿热蒙蔽、痰浊内阻;急拟清热祛湿,宣透开窍。药用青蒿、藿香、佩兰、青豆卷、连翘、石菖蒲、滑石、川贝、芦根,另服太乙紫金丹。服药3剂,汗出较畅,神识渐醒,抽搐逐平,唯神困形疲,纳呆欠远。原方加白蔻仁、沙参、石斛、薏仁米,再服10剂,调理善后而愈。

1973年炎夏,芜湖市某大医院一乙脑病人,病人抽搐、壮热、神昏多日,曾邀中西医专家会诊多次,壮热略平,但抽搐依然,神昏、神靡依旧,病人家属焦急万分。时李济仁刚调入芜湖弋矶山医院不久,病人慕名延请会诊。症见:神昏谵语,角弓反张,强直抽搐,脉虚数,舌绛乏苔。乃热灼阴伤、血虚生风、经脉失养之故,治以清热毓阴、熄风定痉,方拟大定风珠化裁。药用石膏、知母、生地、白芍、龟板、鳖甲、牡蛎、蜈蚣、全蝎、阿胶等,以养阴止痉。药服3剂,4小时鼻饲1次。药后抽搐反张渐平,原方减牡蛎、蜈蚣,加沙参、玉竹,以增养阴之功。继服5剂,热退痉平,神清,嘱以沙参、麦冬、百合、莲子、枸杞、红枣等食疗,调治1个月而愈。

"张一帖"治疗疾病还有择时分服的讲究,就是"强调服药时间,注重动静宜忌""推崇数方并用,主张定时分服"。如痹证的服药时间,最好是晨初起与睡前各服一次。因痹证运动障碍以晨起为著,其疼痛以夜间为甚。晨晚分服中药,意在病作前及时截治,有利于药物作用的发挥,控制病情的发展。

清代新安医家程杏轩创有"数方并用、定时分服"之法,李济仁常拟而行

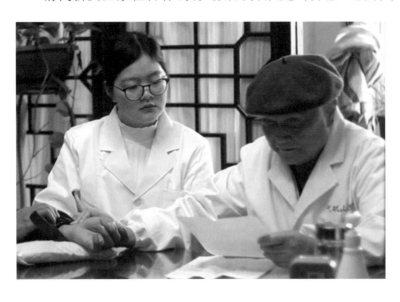

张涵雨跟随爷爷坐诊

之,数方并用、补泻兼施、各按相宜时间服用,每得良效。如以早服健脾丸、晚服桂附八味丸,治愈脾肾两亏之腹泻多人;以早晚分服麻子仁丸,上、下午分服补中益气汤,治愈老年性虚秘病人甚众。程杏轩之法,一是针对复杂病情,运用数种方剂定时分服,以避免药物配伍之相杀、相恶、相反、相畏等禁忌;二则可异其剂型,各取服用机宜。李济仁对妇科疾患如月经不调、崩漏、带下、不孕等,也常参以程杏轩之法,如治一妇人崩漏,日久不愈,辨其证属留瘀,治须攻瘀,瘀去血始可止。但妇人患病已久,气血早虚,单纯攻瘀则体不能任,单纯补益则出血未止。唯攻其瘀而止血、补气血而扶虚,二法同举,方为妥帖。他以八珍汤补气益血煎服,失笑散祛瘀止崩另吞服,终使瘀去血止,正亦未伤。不将汤散合一,其因在于八珍汤之人参与失笑散之五灵脂相畏,分服后既可各尽其能,又不犯相畏之戒。对虚实夹杂之老年性慢性支气管哮喘,既有寒痰渍肺、气道受阻之实证,兼有下元不足、肾不纳气之虚证,李济仁选用在吞服金匮肾气丸的同时煎服射干麻黄汤,每每获效甚捷,较之单法独进疗效好而疗程短。肾虚其位在下焦,治宜缓图,故用金匮肾气丸以补肾纳气,改善老年人常见之肾虚病变;肾虚之体又易外感风寒,而有寒痰渍肺、气道受阻之证,证情较急,病位在上焦,治宜急取,故与射干麻黄汤并用,标本同治。不同剂型分别并用,既可避免药物之间的杀恶反畏,又增加了医治途径,使药力殊途同归。另外李济仁还在中药剂型运用上多有创造性地发挥,临证视具体病情,或汤、或散、或膏、或丸,灵活选用,不可千篇一律,唯"汤"是从。

在服药时间的选择上,依据人体阴阳昼夜消长变化规律,李济仁摸索制定

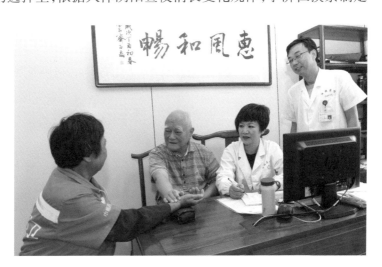

李济仁、李艳为
环卫工人义诊

了一套择时服药的规则。在治愈严凤英失眠症一案，择时安排服药就发挥了重要作用。人体脏腑气血阴阳之生理活动与病理变化无时不处于动态之中，《素问·生气通天论》中曰："阳气者，一日而主外，平旦人气生，日中而阳气隆，日西而阳气已虚，气门乃闭。"《灵枢·顺气一日分为四时》中曰："夫百病者，多以旦慧昼安，夕加夜甚。"因此，服用方药亦应结合人体之动态和药物作用之特点，选择最适宜的时间，动静相宜，以充分发挥药物功效。现已广为推广的月经病时间周期用法，就是典型的例证。李济仁治疗肝脏病变，根据"肝藏血""人卧血归于肝"之理论，常常嘱病人睡前服药，或药后即卧，宜静忌动。因药物有效成分吸入血中，后流入至肝，肝内血流量愈大，药物在肝内的有效浓度相应增高，疗效也就愈彰。

　　如治某病人，男，36岁，工人，患病毒性肝炎近两年。肝功能长期不正常，自觉神疲肢软，乏力纳差，食后则饱胀不适，矢气较多，胁肋胀痛及背，肝肋下一指，质中，触痛，大便初硬后溏，舌质淡、苔白、脉弦。前治效微，处以紫丹参30克，广郁金10克，败酱草20克，怀山药20克，焦白术10克，炒枳壳10克，粉甘草6克，随症加减，用药与前医出入不大，所不同的是嘱药后卧床休息2小时以上。共服药20剂，肝功能恢复正常，除胁肋偶有不适外，余症悉平。又治一急性黄疸型肝炎病人，初用茵陈蒿汤加减为治，服药多剂，黄疸虽有减轻，但其他症状与肝功能均未好转。加大药量，并告之病人服药期间卧床休息，续用10剂，病情迅速减轻，再服20剂，诸症尽失，肝功能恢复正常。由于重视用药时间和注意药后动静宜忌，故常能在病人前治无功的情况下，用方虽无大异，取效却能较捷。

---

# 第五节
# 张一帖内科名方介绍

---

**（一）苦参消浊汤（附李济仁苦参消浊汤辨治乳糜尿治验）**

　　该方由苦参20克，熟地、山萸肉各15克，怀山药、萆薢、车前子各20克，石菖蒲、乌药、益智仁、炮山甲各10克组成，具益肾健脾、养精固涩、清热祛湿之功。

用法:水煎温服,每日1剂,早晚分服,忌油腻饮食。这是李济仁用于治疗乳糜尿的基本方。

乳糜尿属中医"膏淋""尿浊"范畴,往往反复发作,缠绵难愈。现就该方在辨治乳糜尿中的应用举例介绍如下。

1.湿热下注证

验案:赵某,男,40岁,1990年8月23日就诊。病人出生于南方,年前发现小便如米泔水,混浊不清,经黄山某医院检查,血中有丝虫。遂用海群生(枸橼酸乙胺嗪)治疗月余,症情控制。近因酒食不慎,引动宿恙复萌,尿如泔浆,积如膏糊,尿频,淋漓不尽,尿道灼痛,腰酸,舌红、苔黄腻,脉濡数。小便检查:蛋白(++),红细胞(5~6),白细胞偶见,脂肪球(+++),糖(-),乙醚试验阳性。证系湿热下注,膀胱气化失利。治宜清热利湿、分清泄浊。投"苦参消浊汤",去熟地、山萸肉之腻,重用萆薢(30克);另增射干10克、赤茯苓12克、石苇15克,以助清热利湿之功。药服10剂,尿清痛减,腻苔渐退,嗣后调治1个月,尿液检查阴性。

2.脾虚失统证

验案:任某,男,45岁,1989年5月15日就诊。尿浊反复发作3年,近发作1月余。症见尿道血块瘀阻,小便混浊,面淡失华,形消肉减,神疲少言,腰背酸软,纳谷寡味,舌淡苔薄,脉细。尿液检查:乙醚试验阳性、红细胞(+++),白细胞(+),蛋白(+)。此当责之于脾。脾为后天之本,主司摄纳,脾虚失统,血失其所,津液下流。治宜健脾益气、止血固涩。予"苦参消浊汤"加黄芪25克,白术、翻白草各15克,琥珀末(吞服)6克。旬后排尿稍畅,色渐清,不见血块,时有血丝,纳谷不香,疲倦乏力。前方加鸡内金10克,以开胃醒脾。并嘱善事珍摄,防反复变端。调治2个月,症状消失,尿液正常。

3.气机阻滞证

验案:张某,女,49岁,1989年3月13日就诊。小便混浊,病作年余,经治罔效。时届更年期,易怒易忧,近又因家事不和,情志不畅,致恙复萌,症见小便色浊,淋漓不尽,腹胀,胸满,纳少,口渴欲饮,舌淡苔薄,脉细弦。尿液检查:蛋白(+),白细胞(++),红细胞(+),乙醚试验阳性。此乃气机阻滞,膀胱气化不利。治宜行气通淋,以"苦参消浊汤"加制香附9克,青皮、冬葵子各10克。药用10剂,小便转清,少腹坠胀渐减,再服10剂,以善其后。

4.脾肾两亏证

验案:汪某,女,50岁,1988年7月15日就诊。尿浊迁延日久,苦不堪言。小便白如泔浆,淋出如脂。形容憔悴,腰酸口渴,眩晕烦躁,舌红,脉细数。证系脾肾两亏,脂液下流。治宜培补脾肾,固摄下元。以"苦参消浊汤"加怀牛膝15克,苏芡实20克。调治月余,尿清症减,唯腰酸、烦热口干依然。盖浊腻膏淋日下,最易损人津液,前方加肥知母9克,玉竹15克,10剂。药后烦热已攘,唯时感腰部不适,再拟自制"消浊固本丸"善后。

**(二)归芎参芪麦味汤(附李济仁冠心病诊治经验)**

药物组成:当归、潞党参、紫丹参各15克,川芎、五味子各10克,黄芪20克,麦冬12克。

冠心病属祖国医学"胸痹""心痹""真心痛"等范畴。其病机多为本虚标实,虚实夹杂。其本为心脾肾亏损,其标为瘀血痰浊。对各型冠心病,余均以自拟"归芎参芪麦味汤"加减施治,每收良效。方中当归专擅补血,又能行血,养血中实寓活血之力,与川芎配伍,益增活血祛瘀、养血和血之功,故推为主药。党参、黄芪益气补中,实为治本求源之施,辅主药以共同扶正。丹参长于治瘀治血,麦冬养阴益肾、润肺清心,于冠心病确有佳效。又取五味子以益气生津,以改善血液循环。故李老临诊常以"归芎参芪麦味汤"为基本方,兹就其具体用法,结合辨证,分述如下。

1.心脾阳虚,气滞痰阻

(1)气虚、阳虚型:因心失肾阳温煦所致,为隐型冠心病,可发心绞痛。症见:心悸心慌,心中惕惕而动,阵发性气喘,体乏无力,畏寒胸闷,气短自汗,舌淡或有瘀点、苔薄白,脉细弱或虚大无力。治当益气温阳,开痹通络。基本方加大黄芪用量,潞党参易为红参,阳虚证象明显者,则加肉桂、附子。若阳虚甚重,或寒邪复袭,则致气机痹阻,引发心肌梗死,急性循环衰竭,急性左心功能不全。症见:心前区或胸骨后猝然疼痛而剧烈,伴冷汗烦躁,面色苍白,胸闷气短,四肢逆冷,甚则昏厥,脉细数或弦滑或结代,舌暗紫、苔微黄。当先急服苏合香丸以温通开窍,再以基本方加失笑散、四逆汤化裁。厥证之治稍有延迟,则厥甚汗出而心阳暴脱,即心源性休克。症见:心前区持续剧烈疼痛,伴有喘闷气短,心悸冷汗,面色苍白,四肢厥冷,唇指青紫,恐惧不安,脉沉细或结代或脉微欲绝,舌质紫暗而干、苔少或无。治当速以固脱救逆,以四逆汤、独参汤应其急,病缓阳回则用基本方合四逆散调治固本。

验案:张某,男,50岁,1988年6月2日初诊。冠心病史5年余。1985年12月3日检查情况:心电图示"冠状动脉供血不足,陈旧性心肌梗死,左心室劳损"。胸片示"主动脉增宽"。曾经中、西医治疗,效果均不显。刻下症见心痛彻背,胸闷气短,伴有心慌,汗出,背寒肢冷,面色不华,夜卧不安,舌质淡、苔薄白,脉沉细。诊为胸阳不宣,乃投补气益阳,温经通络之品以冀其安,方守基本方加味。药用:当归、潞党参、紫丹参各15克,川芎、五味子、附子、枳壳、枳实各10克,黄芪30克,麦冬12克,肉桂6克。

药进5剂,心痛、胸闷略减,然活动后仍觉心慌,纳少。知其久病体亏,胃气亦见衰弱。守方再增补气之力,潞党参易为红参10克(炖服),又加炒白术10克,以健脾益胃。服药5剂,心慌已止,胃气苏,纳增,再进10剂以善其后。旬后随访,病情控制,复查心电图较前明显好转。

(2)气滞型:胸阳不振或情志、寒邪所伤等均可引起气机郁滞。症见:胸痛走窜或刺痛,胸胁满闷,气短,每因情绪波动而增减,纳食少,喜太息,舌暗苔薄,脉多弦。当以开胸理气为治疗大法。基本方加金铃子散、广郁金、枳实调治。

验案:高某,女,53岁,1986年9月5日就诊。胸闷、胸痛延已月余,心电图示虽基本正常,然二级梯运动试验发现"ST段压低,T波平坦及Q波低电压"。提示心肌缺血,诊为冠心病。近因情志不畅,致病情加重,心胸痞塞不舒,心悸气短,伴嗳气频频,胁肋窜痛,纳谷乏味,更衣不畅,舌质暗红、苔薄白,脉弦。病由气机郁滞、络脉不通所致。治以理气解郁,开胸通络。方用基本方增味。药用:当归、潞党参、紫丹参各15克,麦冬、郁金各12克,川芎、香附、五味子、枳壳、枳实各10克,黄芪20克。

药服5剂,胸闷减轻,嗳气好转,唯胃呆神倦,大便尚秘,乃中宫通降之机未和。守方增全瓜蒌10克、生山楂12克,以理气宽中。上方服5剂后,诸症状均缓和,又连进10剂,病已近愈。复查心电图正常。随访2年,未见病发。

(3)痰浊阻滞型:心脾亏虚、痰浊阻络则见胸中痞塞闷痛,心悸气少,虚里脉动应衣或动乱不定,喘咳频作。痰呈粉红泡沫状,呼吸急促,不得平卧,舌淡苔厚腻,脉滑。治宜宣痹通阳,活血化痰。药用基本方合瓜蒌薤白汤加枳实调治。

验案:丁某,男,53岁,1989年11月2日就诊。病人体丰,素嗜膏粱,1985年始发冠心病。每届劳累及阴雨时节宿证易作。心电图示"前侧壁心肌梗死,ST段压低,异常Q波"。刻下症见:胸间极闷,痞满胀痛,气短喘促,纳呆少寐,舌质淡红,苔白腻,脉弦滑。此乃痰浊壅塞,心脉失畅所致,投蠲饮化痰、活血通络之剂为治,用基本方增味。药用当归、潞党参、紫丹参各15克,川芎、五味子、全瓜蒌各10克,薤白、姜半夏各9克,麦冬12克,黄芪20克,檀香6克。

5剂服毕,病人心胸舒适,余症稍减,是为痰浊之邪未能全化,脾气亦未尽复,遂宗上方再加葶苈子10克、白术10克,以增蠲饮健脾之力。方进7剂,诉胸间已适,无其他不适症状。视之腻苔尚存,此为络中痰气未净,当再宣络利气,上方增陈皮10克。调治1个月,复查心电图基本正常。

2.心肾阴虚,血瘀阻络

(1)血虚、阴虚型:年高中气衰,或病程延久,气血双亏,心失肾阴润养则现阴虚之症,另肝阴失养,肝阳上亢亦可致病。症见:眩晕、心悸而烦,惊惕不安,失眠怔忡,心中灼热似饥,肢麻,口干面赤,舌质绛、苔少或无,脉细数或结代。阴虚阳亢者,血压往往偏高。治以滋阴养肝,补肾安神。用基本方并早晚分服柏子养心丸,高血压者酌加何首乌、白芍、干地龙调治。

验案:王某,男,63岁,1989年3月5日就诊。病人血压一直偏高,屡发心前区闷痛并有紧缩感。偶遇风寒或情志不遂时更著,唯以含服硝酸甘油片暂缓。曾做心电图示"左室高电压",符合慢性冠状动脉供血不足。血脂分析:胆固醇385mg/dl,β脂蛋白750mg/dl,诊为高血压冠心病。刻下症见心中胀痛,惊惕不安,眩晕肢麻,夜寐梦扰,面赤口干,舌绛苔少,脉细数。此乃心肾不交,阴虚阳亢,血脉凝阻。当育阴清热,行血活络。以基本方增味治之。药用:当归、潞党参、紫丹参、夜交藤各15克,川芎、五味子各10克,麦冬、何首乌各10克,黄芪20克。

前进药饵,颇符病机,症状悉减,唯口干依然,舌仍绛。当守上方再增育阴清火之品,加细生地20克,鲜石斛10克,以尽退虚火。服上方7剂,阴分渐旺,虚火清而血行畅,夜寐亦安,虑其多梦,心肾交而不固,乃守方继服,并嘱早晚吞服柏子养心丸。月余后病安,血压稳定。

(2)血瘀型:气滞日久不愈或阳虚血行不利,均致瘀血阻络为病。症见:胸痛如针刺、痛有定处或牵引肩背、拒按、夜痛甚,心悸气短呈阵发性,舌质紫暗,脉沉涩。常见心绞痛,甚则心肌梗死。病人内结为瘀,可致血行失度而心脉瘀阻。当活血祛瘀,通络止痛,以基本方加失笑散及红花、甘松,若见结代脉则加

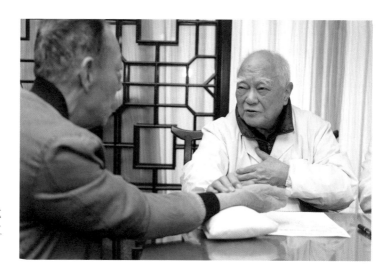

李老在皖南医学院弋矶山医院国医大师工作室坐诊

苦参、甘松调治。

验案：丁某，男，55岁，1987年9月12日就诊。冠心病经年未愈。平素长服乳酸普尼拉明，烟酸肌醇酯及中药等，仍未好转。心电图示"陈旧性前壁梗死，T波倒置，ST段下降超过0.05mmV以上"。血脂分析：胆固醇250mg/dl，β脂蛋白600mg/dl。就诊时心前区及胸骨后有压迫感，甚或刺痛、绞痛，发作时短至瞬间，长至半小时以上，并觉心悸怔忡，胸闷气短，夜寐不宁，舌暗苔薄，脉沉涩。证由气滞日久，血流不畅阻络所致。治当活血通络，祛瘀止痛，以基本方合失笑散加味。药用：当归、潞党参、紫丹参各15克，川芎、五味子各10克，生蒲黄、五灵脂、甘松各9克，黄芪20克，麦冬12克，红花6克。

药进5剂，病人心胸宽畅而痛轻，仍有气短，夜寐欠酣。上方加生晒参10克，以增益气扶正之力。服7剂后，精神大振，气短已失，夜寐亦安，加以复方丹参片善后，后复查心电图正常。

### （三）蛋白转阴方

中医中药疗慢性肾炎，对于保护肾功能，延缓慢性肾衰竭的进程具有显著的优势和特色。李济仁业医70余载，临床经验颇丰，对慢性肾炎蛋白尿的诊治积累了丰富的经验。李老对慢性肾炎蛋白尿的治疗常辨证与辨病相结合，既重视固本培元，又辨证灵活机变。用药常从脾肾入手，同时燮理气血，分清泌浊，顾护他脏，颇具特色。拟定的"蛋白转阴方"药用十三味，疗效显著。

蛋白尿是肾脏疾病的一个重要指征。蛋白质作为构成人体和维持生命活动的基本物质,与中医理论的"精气""清气""精微"等相似。中医学中虽没有对蛋白尿的专门论述,但对于体内蛋白的大量丢失,致使血浆蛋白降低,由此出现的水肿、气短、乏力、腰痛等症状,则有具体的描述。据慢性肾炎的临床表现及病理机转,当属中医的"水肿""腰痛""虚损""虚劳"等病症范畴。同时视其兼夹,亦可见于"尿血"等病症。

兹就李老治疗慢性肾炎蛋白尿的经验,介绍如下:

1.慢性肾炎蛋白尿的分型及基本方药

(1)水湿浸渍型:症见全身水肿,尤以双下肢为甚,按之凹陷不起,小便不利,腰膝酸软,纳呆腹胀,便溏,脉沉细。此型多因脾肾阳虚,气化失司,开合不利,水湿内停所致,治以健脾益肾,通阳利水。药用蛋白转阴方加淡附片、猪苓等。

(2)肺肾气虚型:症见畏风怕冷,咽喉疼痛,咳嗽黄痰,颜面水肿,腰膝酸软,神疲乏力,食欲不振,小便短赤,病系风热犯肺,湿热交蒸,肺肾两虚,水液不行而致。治以疏风宣肺,清利湿热,健脾补肾。药用蛋白转阴方加炙麻黄、连翘、杏仁、赤小豆等。

(3)脾肾阳虚型:症见腰部酸痛,倦怠肢软,偶见颜面水肿,纳谷寡味,极易感冒,大便时稀,口不渴,面色白,乃肾阳不足气不行水,脾阳不足水湿内停。治以益气健脾,温阳利水。药用蛋白转阴方加土茯苓、金狗脊、淡附片等。

(4)风热搏结型:可见全身多处散在紫癜,小便夹血,伴发热恶寒,咽喉疼痛,神疲肢软,舌质红,苔薄黄,脉浮数。此乃素有血热内蕴,外感风邪,风热相搏,迫血妄行。治以疏风散热,凉血化瘀。药用蛋白转阴方加金银花、连翘、生地、薄荷、紫草、田七(研末分吞)等。

李老认为慢性肾炎蛋白尿中医辨证虽分以上四型,但脾肾不足是产生慢性肾炎蛋白尿的关键。因脾气散精,灌注一身。脾虚则不能运化水谷精微,上输于肺而布运全身,水谷精微便与湿浊混杂,从小便而泄;肾主藏精,肾气不固,气化蒸腾作用因而减弱,致精气下泄,出于小便而为蛋白尿。为此,李老从脾肾辨治蛋白尿,同时燮理气血,顾护他脏。拟定"蛋白转阴方",药用十三味:黄芪50克、潞党参20克、炒白术15克、茯苓15克、川断15克、金樱子15克、诃子肉15克、乌梅炭15克、川草薢15克、石韦20克、白茅根20克、旱莲草15克、车前草15克。

方中重用黄芪、党参、白术健脾益气为主药治其本;辅以川断、金樱子、诃子肉、乌梅炭补肾壮腰,收敛固涩,以防蛋白的大量流失;川草薢、车前草、茯苓、石韦利湿清热,分清泌浊;白茅根、旱莲草凉血止血治其标,综合全方共奏健脾补肾、收敛固涩之功。李老应用此方为主,再结合具体病情,化裁治之。辨证加减治疗200余例慢性肾炎蛋白尿病人,屡获良效。

2.慢性肾炎蛋白尿的预防及调护

李老认为慢性肾炎蛋白尿除治疗外,预防及调护亦很有必要,应注意以下几点:①加强锻炼,增强体质,避免外邪侵袭;②注意饮食调摄,饮食要清淡易消化,忌食辛辣肥甘之品,若不水肿,无须过于忌盐;③保持皮肤清洁,特别是水肿时要避免抓破皮肤,以防感染;④注意休息,避免过劳,调摄情志,树立战胜疾病的信心;⑤慢性肾炎若已治愈,仍应坚持治疗,定期检查,以防病复。

3.典型病例

验案1:陶某,女,26岁,农民。

初诊:2000年1月21日。主诉:全身水肿一月余。诉病起于妊娠37周时,周身高度水肿,遂至宣城地区医院住院,尿常规检查示:蛋白(++++),红细胞(++),白细胞少许,颗粒管型(++)。血压160/90mmHg。经服西药利尿药、泼尼松、卡托普利、双嘧哒莫后水肿减轻。两月前足月分娩后血压正常,但全身仍水肿,尤以双下肢为甚,按之凹陷不起,小便不利,腰膝酸软,纳呆腹胀,大便稀溏。2000年2月19日在皖南医学院弋矶山医院检查尿常规示:蛋白仍为(++++),红细胞(++),颗粒管型(+)。血脂分析示:胆固醇7.23mmol/l,甘油三酯2.4mmol/l。舌质淡红、苔薄白,脉沉细。

中医诊断:水肿。西医诊断:肾病综合征。证属:脾气不足,肾元不固。

治以健脾补肾,收敛固涩,佐利尿消肿。处方:蛋白转阴方加山萸肉15克,淡附片10克(先煎),猪苓15克。

2000年3月15日复诊:上方辨证治疗20余剂后查尿常规示:蛋白阴性。继续治疗30余剂,诸症全消。复查尿常规、血脂分析,结果一切正常。随访1年,症未复发。

【按】此病起于妊娠时高度水肿且有大量蛋白尿,虽分娩但诸症未减。按中医辨证,肾为先天之本,主生殖;脾为后天之本,气血生化之源。因产后体虚,脾肾两亏,气化失司,固涩无权,故见以上诸症。李老在辨证用药时用"蛋白转阴方"健脾益肾,收敛固涩,并酌情加重利尿药。此案特点辨证与辨病相结合,故获全效。

验案2:杜某,女,28岁,银行职员。

初诊:1996年6月17日。主诉:咽喉疼痛伴腰膝酸软十余天。病人于1992年患急性肾炎,曾在当地医院住院治疗,临床症状消失。近4年来,水肿反复发作,尿常规检查:蛋白(+~+++),红细胞(+~++),时有颗粒管型。屡经中西药治疗,顽固性蛋白尿不能消除。近因劳累过度,复感外邪,症见咽喉疼痛、咳嗽黄痰、畏风怕冷、颜面水肿、腰膝酸软、神疲乏力、食欲不振、小便短赤,舌质红、苔薄黄,脉濡。血压150/100mmHg,尿常规检查:蛋白(+++),红细胞(+),脓细胞(+),上皮细胞少许,颗粒管型少许。

中医诊断:水肿。西医诊断:慢性肾小球肾炎。证属:肺肾气虚,湿热蕴结,脾运失健。

治以疏风宣肺,清利湿热,健脾补肾。处方:炙麻黄9克、连翘10克、杏仁10克、赤小豆20克、益母草15克、川萆薢15克、石韦20克、白茅根20克、车前草15克、车前子15克、泽泻15克,服5剂。

二诊:上药服后,外感诸症悉除,小便清长,水肿亦消,纳食增进。仍时感腰酸乏力,脉细弦,舌质淡红,苔薄白,血压140/90mmHg,尿常规检查:蛋白(++),上皮细胞少许,余阴性。外邪已除,宜从根本治疗。方用"蛋白转阴方"加益母草15克、蝉蜕8克、菟丝子15克。

三诊:以上方出入,服药120余剂,并嘱常用水母鸭炖冬虫夏草佐餐,尿常规检查:蛋白阴性。已于1998年产下一健康女孩,至今病未反复。

【按】慢性肾炎在不同阶段有不同的治法,所谓法中有法,各有变通。此病人病初兼有风热外邪,故初诊治以疏风宣肺,健脾补肾,以标本兼顾,待外邪除再用蛋白转阴方。此举体现了先生看病,贵在辨证论治。因在急、慢性肾炎的治疗过程中,有用一法取效,有数法合用而获效者。

验案3:邓某,男,54岁,干部。

初诊:2003年4月20日。主诉:腰酸痛,伴乏力一月余。罹患慢性肾炎5年,尿常规检查:蛋白(++~++++)。虽经中西药治疗,仍缠绵未愈。是日就诊,自诉平日常感腰部酸痛,倦怠肢软,偶见颜面水肿,纳谷寡味,极易感冒,大便时稀,口干不渴,面色白,舌质淡、苔薄白,脉细,尿常规检查示:蛋白(++++),红细胞少许,白细胞少许,颗粒管型偶见。

中医诊断:腰痛。西医诊断:慢性肾小球肾炎。证属:脾肾阳虚,气化失常。

治以益气健脾,温阳利水。处方:"蛋白转阴方"加山萸肉15克、金狗脊15克、仙灵脾12克、净蝉蜕8克。

二诊:药服10剂,水肿消失,腰酸亦见减轻。仍纳差乏力,尿常规检查:蛋白(+++)。乃脾阳被阻,致运化失常之象,宜温运中宫,以期三焦气化流畅则佳,上方加白术12克、制附片9克继服。

三诊:叠进益肾、健脾、温阳、利尿之剂,诸症大为改善,自觉症状消失,尿常规检查:蛋白降为(+)。继用上方调治月余而竟功。

【按】慢性肾炎蛋白尿的中医病机,一般认为是脾肾两虚引起。脾胃之生化,是由肾的元阳所鼓舞,元阳以固密而贵,又赖脾胃生化阴精以涵育,故方中用黄芪、白术、狗脊、山萸肉、附片。对症治疗,又用土茯苓、旱莲草、石韦专消蛋白尿,收效迅速。另嘱由于蛋白大量丢失,人体抵抗力低下,易受外邪侵袭,故应注意避免受凉、遇湿,以减少病情加重或复发的机会。

验案4:张某,女,12岁。

初诊:2006年3月20日。主诉:双下肢散在性紫癜,伴腰酸痛1个月。病人1个月前因皮肤出现散在性紫癜,伴腰部酸痛。遂来我院小儿科就诊,尿常规检查示:蛋白(+++),红细胞(+++),即收住院。入院后,进一步检查确诊为"紫癜性肾炎"。用西药治疗2月余,效果不显,特来先生处求诊。症见双下肢多处散在性紫癜,颜面略水肿,纳谷寡味,面色　白、神疲肢软,小便夹血,伴发热恶寒,咽喉疼痛,舌质红、苔薄黄,脉浮数。再次尿常规检查示:红细胞满视野,蛋白(+++)。

中医诊断:尿血。西医诊断:过敏性紫癜性肾炎。证属:风热搏结,迫血妄行。

治以疏风散热,凉血化瘀。处方"蛋白转阴方"加金银花15克、连翘10克、生地15克、薄荷6克、紫草15克。

二诊:药服10剂,诸症悉减,外邪已透。复查尿常规:蛋白(++),红细胞少许。上方去薄荷,加新鲜玉米须15克、杜仲12克,以增强补肾利水之力。

三诊:继用凉血散瘀、补肾法调治半年竟获全功,随访两年,未见异常。

【按】紫癜性肾炎,是指过敏性紫癜引起的肾损害,其病因可为细菌、病毒及寄生虫等感染所引起的变态反应。临床表现除皮肤紫癜、关节肿痛、腹痛便血外,主要症状为血尿和蛋白尿,还可伴肾功能减退。如不及时治疗,最终将导致慢性肾衰竭。故及时纠正血尿、蛋白尿,是治疗该病的关键。李老认为仙鹤草、旱莲草(既能止血,又能消除蛋白尿)当为首选。同时不可忽视辨证用药,如证属血热,可加金银花、连翘、生地、紫草;气虚则加重黄芪的用量等。以上全方合用,共奏补而不滞,固摄不留邪,清热不苦寒,凉血不留瘀之效,辨证准确,蛋白尿方能消除。

### (四)灵茵退黄方

黄疸是以目、身、小便黄为主症的一种常见病症,很多肝胆疾病乃至血液疾病都可引起黄疸。中医学以症立病,罗天益的《卫生宝鉴》将黄疸分为阳证、阴证两大类,后世多称"阳黄""阴黄"。急黄多指阳黄中的急重症。论阳黄之病因,皆因湿从热化,熏蒸于肝胆,致胆汁不循常道、熏染肌肤而发病。故急黄治疗大法当以清利湿热为主,投药再据湿、热之轻重而化裁。

该方组成:威灵仙15~30克,茵陈蒿30~60克,大黄(后下)9克,龙胆草9克。

主治各种黄疸。凡是因胆石症导致的黄疸酌情加芒硝(冲服)9克,枳实10克,生鸡内金12克,金钱草60克,以软坚化石,荡除积秽。凡是胆道蛔虫而导致的黄疸,验方中加用苦楝根皮10克,乌梅30克,槟榔10克,延胡索10克,以增强驱蛔安蛔,解痉缓痛之功。凡是胆道感染导致的黄疸,验方中酌情增加金银花20克,蒲公英20克,牡丹皮10克,黄芪20克,香白芷10克,以利解毒清热,托毒排脓。因肝炎所致的黄疸,酌加贯众10克,平地木10克,板蓝根12克,虎杖10克,荔枝核10克,以养肝护肝,排除病毒。

用法提示:本方睡前服用较佳,此乃取"人卧血归于肝"之理,以利药达病所,吸收利用。此类病人还应注意休息和隔离。

方解:全方以威灵仙、茵陈为主药,两味药的配伍规律是药量比例为1:2。威灵仙性温味辛咸、有毒,性猛急,走而不守,能宣通十二经络,以走窜消克为能事。凡积湿停痰、血凝气滞诸实之症皆宜之。临床报道此药治急性黄疸型传染性肝炎效佳,实为治黄之要药。

茵陈性凉味辛苦,善利胆、利尿、退黄。《别录》中曰:"茵陈治通身发黄,小便不利,除头热,去伏瘕。"二药配伍,寒温并用,消利合剂。佐以大黄苦寒攻逐之品,泻热毒、破积滞、行瘀血。配伍龙胆草苦寒清泻肝火,并擅长清湿中之热。与主药相配伍克泻热中之湿。4味共剂,温清消咸宜,共奏利胆退黄、解毒分消之功。

　　以下介绍几则肝、胆炎症验案。

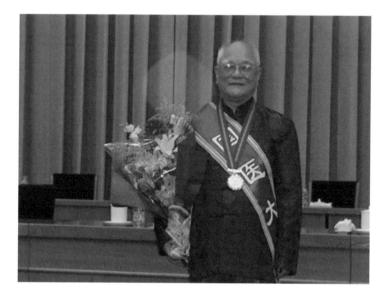

国医大师李济仁

　　1.丙型病毒性肝炎验案一则

　　李某,男,48岁,工人。2010年4月13日初诊。

　　病人因双下肢截肢感染丙型肝炎。2010年5月8日查肝功能示:谷丙转氨酶(ALT):68U/L,HCV IgM阳性。既往有高血压、糖尿病病史,自述常有肝区不适,睡眠不佳,夜间时口干,舌淡红中有裂纹、苔薄黄,脉细弦。一治以益气养阴,解毒柔肝。

　　处方:黄芪40克,绞股蓝15克,五味子(打)30克,垂盆草20克,山慈姑12克,杜仲15克,川续断15克,露蜂房10克,平地木15克,板蓝根20克,干地龙15克,制黄精15克,太子参15克,净连翘15克,鸡内金15克。

　　二诊:2010年5月13日。近来因食骨汤、鸽子汤,仍感觉右胁肋部隐隐不适,舌红苔黄腻,脉弦数。于上方去制黄精,加土茯苓20克,土鳖虫12克,明矾6克,虎杖15克,绞股蓝15克。

　　三诊:2010年6月24日。服上方近1个月,药后诸症明显好转,刻下无不适主诉,舌质淡红、苔薄白,脉沉细,仍宗益气养阴,扶正抗毒法巩固治疗。

　　处方:黄芪80克,五味子(打)30克,露蜂房12克,垂盆草30克,龙胆草15克,净连翘15克,川黄连20克,鬼箭羽15克,制枯矾6克,山豆根10克,绞股蓝15克,制黄精15克,山慈姑12克,平地木15克,板蓝根20克,怀山药20克。

四诊:2010年10月28日。服上方3个月余,并随症加减,疗效甚佳,复查肝功能一切正常,HCV IgM转阴。继以药茶调理善后。

处方:制黄精12克,黄芪15克,甘枸杞12克,太子参15克,垂盆草15克,净连翘15克,绿梅花10克,生山楂12克。水煎取汁,代茶饮。

证治分析:丙型肝炎(丙肝)是目前临床上公认的疑难病症。丙肝和乙型肝炎(乙肝)不同,乙肝病人如果仅仅是"携带病毒"的话,可以定期观察随访代替治疗,肝脏不会因此受损。然而人体一旦感染了丙肝,病毒就开始了对肝脏漫长而隐蔽的侵蚀,肝脏会在不知不觉中慢慢受损,直到出现肝硬化甚至肝癌。因此,医学界现在对丙肝提倡的是"有毒就治"的治疗原则,无论病人有没有症状,无论转氨酶是否正常,只要体内携带了丙肝病毒,就应尽快将其清除,这才是保护肝脏的最好办法。中医认为,丙肝的病理性质属本虚标实,虚实夹杂,以热毒、瘀毒为主。由于邪毒内盛,直入营血,邪毒瘀结,耗伤正气,正气虚弱,又难以驱邪外出,两者互为因果,使得病情缠绵难愈,甚至恶化,变生癥积。本案以黄芪、五味子、太子参、制黄精、绞股蓝等药益气养阴,扶正抗毒,增强机体免疫力,其中五味子有良好的降酶功效;山豆根、板蓝根、垂盆草、平地木、露蜂房、鬼箭羽、土茯苓、连翘等药有清肝解毒之效,药理研究已证实这些药物均有不同程度的抗病毒作用;鬼箭羽、土鳖虫、干地龙、平地木可通络化瘀,清解瘀毒,以防癥积形成;又佐以明矾清热消痰,抗菌消炎。诸药契合,故收效颇佳。

2.重症黄疸型肝炎验案一则

朱某,男,29岁,工人。1983年4月16日初诊。

病人4天前浑身不爽,恶寒发热,神困肢软,食欲不振,欲呕不出,厌恶油腻,面目肌肤黄染,溲黄便结,脉滑数,苔黄腻。检查:体温38.4℃,血压136/90mmHg。腹软,肝于肋缘下2厘米可触及,质软,有压痛。

化验:麝香草酚浊度6U,谷丙转氨酶520U/L,凡登白试验呈双相反应,黄疸指数66。

诊断:黄疸(湿热型)。

治法:清热祛湿,通腑利胆。

处方:绵茵陈40克,制大黄9克(后下),广郁金9克,紫丹参15克,板蓝根20

克,龙胆草9克,炒柴胡15克,平地木15克,虎杖15克。

复诊:4月20日。服药5剂,肤黄见淡,呕恶已止,热退身爽,食欲渐增,余恙同前,仍循原轨加猪苓9克,药服后即卧。

三诊:4月24日。黄疸消退,胁痛亦除,食欲大增,溲清便畅,脉舌如常。复检:肝肋缘可触及1厘米,化验指标在正常范围,拟原意稍去渗湿药,以防苦寒伤胃,略增扶正之品,以获脾健和营之效。原方去平地木、龙胆草、虎杖,加太子参15克,当归12克,赤芍、白芍各9克,服10剂诸症悉除。

证治评析:病人证属阳黄之湿热型,湿热蕴结,治宜清热祛湿,通腑利胆。方中茵陈为清热利湿除黄之要药,药理研究表明茵陈制剂及所含多种成分有促进胆汁分泌和利胆作用,对四氯化碳所致大鼠肝损害有保护作用。茵陈配以有泻肝热作用的龙胆草,可增强清湿热之功。药理研究证实,龙胆草能减轻动物肝坏死和肝细胞病变程度, 能对抗四氯化碳所致的肝细胞糖原合成障碍。再以泻下通便之大黄为伍,促进胆汁分泌,以降低血清胆红素。以上实为方中主药。

方中板蓝根、平地木、虎杖既能清热利湿,又有良好的抗病毒作用;柴胡、郁金、丹参等药可疏肝利胆,养血活血;二诊时加猪苓利湿,以希望加速湿热从小便而去。药合病机,故有佳效。

【按】本例病人是重症"黄疸型肝炎",故重用茵陈,意在急则治其标,使得湿热之邪迅速从小便而解。在服食方法上,张舜华根据"人卧则血归于肝"的理论,认为药物有效成分吸入血中,流入肝,肝血流量愈多,药物在肝内有效浓度相应增高,疗效就愈明显,所以嘱咐病人睡前服用或者药后即卧。

3.无黄疸型肝炎验案一则

宋某,男,38岁,干部。1984年2月8日初诊。

病人宿恙"胁痛"延已三载,屡复之者再,现右胁掣痛,游走不一,胸闷不舒,精神倦怠,怯寒鼓栗,厌食恶心,便通色淡,溲赤而少,脉弦细,苔白腻。肝功能检查示:麝香草酚浊度20U,谷丙转氨酶500U/L,其余指标正常。体检示巩膜及皮肤无黄染,肝于肋下触及,轻微触痛,西医诊为"无黄疸型肝炎"。

诊断:胁痛(肝郁脾虚型)。

治法:舒肝健脾,行气活血。

处方:醋炒柴胡、赤芍、白芍、莪术、茯苓、广郁金各9克,丹参、党参、木莲果各15克,延胡索、当归各9克。

另加越鞠丸9克。

复诊:2月15日。胁痛见轻,脘闷觉宽,余恙如斯,守原意进退,防反复变端,去茯苓,加制香附15克。

三诊:2月22日。恶寒已愈,纳增呕减,唯身重神倦依然。此体质亏乏,病邪留恋,当扶正祛邪,原方去木莲果,加五味子9克、生炒薏苡仁各20克继服。

四诊:3月20日。身重乏力改善,精神亦振。原方续进7剂,以观进止。

五诊:4月7日。药后颇中病机,恙情各种,均睹上举,复查麝香草酚浊度12U,谷丙转氨酶120U/L。再宗前法加制何首乌15克,肥玉竹15克。

六诊:4月14日。胃纳不香,夜卧欠酣,全身乏力,邪去体亏,当调摄之。

处方:当归、北沙参、玉竹、丹参、木莲果各15克,川芎、赤芍、白芍、酸枣仁、五味子各9克。

七诊:4月20日。诸病悉平,舌脉如常,化验检查肝功能恢复正常,拟上方10剂,炼蜜为丸,日服3次,每服5克。近期追访,体健神振,一切良好。

证治分析:肝病胁痛日久,缠绵失治,势必耗伤土气,治疗不宜妄施攻伐,故舒肝之剂中加健脾养血之党参、白术、当归为辅,渐见效果。以后又用养血、活血之剂善后,意在扶正固本,气血并治则胁痛自可告愈。

【按】胁痛之病机属肝络失和,实证为肝气郁结,瘀血停滞,肝胆湿热,邪阻肝络,不通则痛;虚证为肝阴不足,肝脉失养,不荣则痛。其病变部位主要在肝胆,又与脾胃、肾相关。辨证当着重辨气血虚实,临床上以实证最为多见。胁痛的各个证候在一定条件下可以相互转化。治疗上,以疏肝和络止痛为基本治则,实证多采用疏肝理气、活血通络、清利湿热之法;虚证则多以滋阴养血柔肝为治,同时佐以理气和络之品。

4.择时服药治肝炎经验二则

陈某,男,36岁,工人。

患病毒性肝炎近2年。肝功能长期不正常,自觉神疲肢软,乏力纳差,食后则饱胀不适,矢气较多,胁肋胀痛及背,肝肋下一指,质中,触痛。大便初硬后溏,舌质淡、苔白,脉弦。

以紫丹参30克,广郁金10克,败酱草20克,怀山药20克,焦白术10克,炒枳壳10克,杭白芍9克,炒柴胡6克,粉甘草6克为基本方,随症加减,嘱服药后卧床休息2小时以上。

共服药20剂,肝功能恢复正常,除胁肋偶有不适,余症悉平。

又如治一急性黄疸型肝炎病人,初用茵陈蒿汤加减为治,服药多剂,黄疸虽有减轻,但其他症状与肝功能均未好转。加大药量,并嘱病人服药期间,卧床休息。续服10剂,证情迅速减轻,再服20剂,诸症尽失,肝功能恢复正常。

证治分析:唐代名医王冰曰:"肝藏血,心行之,人动则血运于诸经,人静则血归于肝脏。何也?肝主血海故也。"

《内经》中曰:"阳气者,一日而主外,平旦人气生,日中而阳气隆,日西而阳气已虚,气门乃闭。"又曰:"夫百病者,多以旦慧昼安,夕加夜甚。"精辟地阐明了人体脏腑气血阴阳之生理活动与病理变化无时不处于动态之中,故服用方药亦应结合人体之动态和药物作用之特点,选择最适宜的时间,以充分发挥药效,如治疗肝脏病变,常嘱病人睡前服药,或药后即卧,宜静忌动。此本于"人卧血归于肝"之论。药物有效成分吸收入血,流入于肝,肝血流量愈多,药物在肝内有效浓度相应增高,疗效也就愈明显。

上述两例肝炎固有急、慢性之不同,所用方药当然有异,但就以前各自的用药而言,与本次用药出入不大,为何前治效微,今治何以能速愈?显与"睡前服药或药后卧床休息"有关。可见"肝藏血""人卧血归于肝"之理论确有指导临床之意义。由于张舜华重视服药时间和注意药后动静宜忌,故常在病人前治无功的情况下,用方虽无大异,取效却能较捷。

5.胆石症合并阻塞性黄疸验案一则

吴某,女,30岁,1991年9月20日初诊。

右胁痛甚3天伴面目黄染。右胁胀痛,拒按,纳差,呕吐,溲黄便结,苔黄腻、舌红,脉弦滑。B超显示,胆囊结石(泥沙样)。

中医诊断:阳黄(肝胆湿热)。

西医诊断:胆石症。

治则:清热利胆,软坚缓痛。

药用:灵茵退黄方加金钱草60克,枳实10克,生鸡内金12克,芒硝(冲服)12克。

证治分析:病人为30岁女性,形体丰腴,证实体壮,湿热遏阻于肝胆,胆汁不循常道,溢于肌肤,故发为黄疸。肝胆之气机阻滞,不通则痛,因而胁痛,拒按。肝胆湿热阻滞,肝木之气犯于脾胃,脾胃升降失司,故纳差、呕吐。针对导致该病的病因病机,故用灵茵退黄汤清热化湿,利胆退黄。重用金钱草清热化湿,利胆排石,佐鸡内金以增强化石之力,并于验方中加用枳实、芒硝等通降之品,肝胆气机得以疏利,脾健而胃气和降。用药颇符病机,故3剂药后痛即消失,黄退。再守方守法,改投丸剂服用月余。B超复查,胆石已除,并嘱咐病人节制饮食,随访一年多,未再复发。

【按】药理研究表明,金钱草有利胆排石及利尿排石的作用,能促进肝细胞内的胆汁分泌,增强松弛胆道括约肌运动,从而有利于肝胆结石的排出。金钱草中的总黄酮也有抗炎作用。

6.化脓性胆总管炎验案一则

鲍某,男,51岁,工人。1979年4月3日初诊。

病人反复发作性右上腹痛5年。1978年5月,病人突感右上腹阵发性绞痛,伴有寒战、高热(体温:39.2℃),恶心,呕吐,全身黄疸(黄疸指数120),某医院诊为"阻塞性黄疸,急性结石性胆总管炎",急诊入院,行胆囊切除术及胆总管探查术,术中从胆总管中取出黄豆样大小结石3枚。但1978年11月又急性发作,保守治疗无效,再次急诊手术。术中见胆总管纤维化,直径仅0.4厘米,内有大量脓液外涌,取出瓜子样大小结石1枚。术后诊断为化脓性胆总管炎,再次给予"T"管引流,仍有大量脓性液体,黄疸未消。1979年3月做"T"管碘油造影,胆管结石可疑。病人一年来共住院5次,治疗无效,遂来就诊。病人身目黄如橘色,发热口渴,上腹疼痛,不思饮食,大便秘结,小便黄赤,脓液臭秽,脉象洪大,舌质红、苔黄腻。

诊断:黄疸(湿热交阻,热蕴化脓型)。

治法:清热燥湿,利胆退黄,排脓消肿。

处方:绵茵陈60克,苍白术、厚朴、青皮、陈皮、猪苓、茯苓各12克,山栀子、黄柏、滑石(后下)、生大黄(后下)、香白芷各9克。

二诊:服5剂后,大便通,小便利,遂去大黄。

三诊:继服5剂,脉象乃平,舌苔稍化,黄疸渐退,食欲始增。

四诊:上方加生黄芪20克,服20剂,以托毒排脓,服后"T"管引流,胆汁清稀,无脓性液体。

五诊:又服10剂后,拔除"T"管,黄疸消退,诸症基本消失。随访半年未复发,现已恢复工作。

证治分析:中医学虽无化脓性胆总管炎病名,但从症象看,可属"黄疸""胆胀""痛证"范畴。《素问·通评虚实论》中曰:"黄疸,久逆之所生也。"《灵枢·胀论》提出:"胆胀者,胁下痛胀。"胆为中精之府,储输胆汁,其功能以通降下行为顺;逆之则肝胆气滞,胸胁胀痛,湿热壅阻。胆汁排泄不畅,不通则痛,湿热熏蒸,胆汁溢于肌肤,发为阳黄,病程日久,则气血阻滞,湿热不散则化为脓,胆汁凝结则为砂石。此例湿热壅塞胆道,郁而发黄,积而成脓,凝而为石,故以茵陈、山栀子、猪苓、茯苓、滑石、大黄清热利湿,退黄排石;苍术、白术、厚朴、黄柏、青皮、陈皮燥湿浊,除胀止痛。黄芪益气固正,托毒排脓,白芷除湿辟秽,活血排脓。据张舜华体会,黄芪与白芷同用,对各种痛证具有较好的排脓作用。此例即在大剂清利湿热和燥湿之剂中,加入黄芪、白芷而奏效。

【按】香白芷,又名白芷。味辛,性温,能散风除湿,消痛排脓,是治疗痛疽疮疡的常用之品。《药性论》中记载:"治心腹血刺痛。"《别录》中记载:"疗风邪久渴,呕吐,两胁满。"药理研究证实,白芷煎剂有解热、镇痛、抗炎的作用,对大肠埃希菌、宋氏痢疾杆菌、福氏痢疾杆菌、变形杆菌、伤寒杆菌和副伤寒杆菌、铜绿假单胞菌、霍乱弧菌、某些革兰阳性菌、人型结核杆菌以及真菌都有抑制作用。

7.慢性胆囊炎验案一则

张某,女,40岁,农民。1988年5月6日初诊。

病人面目肌肤一身尽黄,色滞面垢已有月余。头胀胸闷,右胁掣痛,高热不退,夜来烦躁,大便秘结,溲短色赤。化验检查血常规示白细胞计数为$1.3×10^9$/L,中性粒细胞数为0.8,尿胆红素阳性。B超检查显示为胆囊炎。舌质红、苔黄腻,脉弦而数。

诊断:黄疸(湿热型)。

治法:清热祛湿,通腑利湿。

处方:绵茵陈30克,虎杖20克,板蓝根20克,大黄10克,金铃子15克,白芍25克,焦栀子10克,青黛10克(包),炒枳壳10克,甘草10克,车前子15克(包)。

复诊:药进4剂,面黄见淡,胁痛减轻,热退,唯纳谷欠馨,守上方去青黛,加广郁金12克,佛手片9克,以舒肝和胃。

三诊:右胁掣痛去其七八,饮食大增,胸闷觉舒,唯小便仍黄。积蕴之邪,湿从下泄,而络隧之滞未撤,再从原意进退。去炒枳壳,加白茯苓15克,泽泻9克,绵茵陈增至50克。

四诊:胁痛已愈,溲便也渐渐正常,唯有胃纳不香,夜寐不酣。积伏之邪已去,但余邪尚存,肝脾未和,当再分清,佐以和中。

处方:绵茵陈30克,白茅根20克,车前子(包)10克,新会陈皮12克,蒲公英15克,薏苡仁15克,炒枳壳10克,焦三仙各15克,金铃子12克,炙甘草9克。

五诊:胃纳已增,心荡寐不实,一身无力。邪去体乏,当调摄之。上方加当归12克,丹参15克,继服10剂。邪去正安,随访1年未见病复。

证治评析:胆囊炎属于中医之"黄疸""胁痛"范畴。该病由湿得之,但有虚实和脏腑之别。本病人面目肌黄,伴高热不退,烦躁不安,苔黄,脉弦,当属阳黄无疑。其基本病机是湿热阻滞,气机不畅,肝胆疏泄不利。因此治当清热祛湿、通腑利胆,方中重用茵陈,因该药既能清热祛湿,且利胆退黄之功颇佳。大黄亦为通腑利胆清热之良药。药已对症,效如桴鼓。

【按】大黄能泻热通便,又能凉血解毒。《本草新编》说其:"破癥结,散坚聚,止疼痛,败痈疽热毒,消肿胀,俱各如神。"药理研究表明,大黄所含番泻苷有泻下作用,能促进胆汁分泌,并使胆红素和胆汁酸含量增加;有抗细菌、真菌、病毒等作用,对多种实验性炎症有明显的抑制作用。此案湿热阻滞,热处湿重,正宜用大黄泻热、通腑、利湿。

### (五)凉血消癜汤

药物组成:细生地15克,牡丹皮15克,炒栀子10克,地骨皮16克,仙鹤草20克,女贞子12克,墨旱莲15克,茜草炭15克,炙黄芪25克,当归15克,甘草10克。

血小板减少性紫癜是常见的血液病,是由于血小板减少所引起的以皮肤、黏膜、内脏和其他组织出血为特征的疾病。本病分为原发性和继发性两种。前者又称免疫性血小板减少性紫癜,是一种与免疫反应有关的血小板减少综合征,多见于儿童和青年,尤以女性青年居多。后者的病因多与感染、药物中毒、放射线损伤和某些肿瘤等损害有关。本病的主要临床表现为皮肤和黏膜的瘀点、瘀斑或内脏出血,血小板数目绝对减少。

血小板减少性紫癜属于中医"肌衄""血症""发斑"范畴,见症主要为自发性皮肤瘀点和瘀斑,黏膜和内脏出血,血小板减少和出血时间延长。现代医学对该证的病因从免疫学方面的研究有一定进展,但治疗效果不佳。张舜华、李济仁先生在临床上治疗此病采取西医辨病定量,中医辨证分型的方法,疗效颇显。所创制的经验方"凉血消癍汤",在临床应用中屡试不爽。

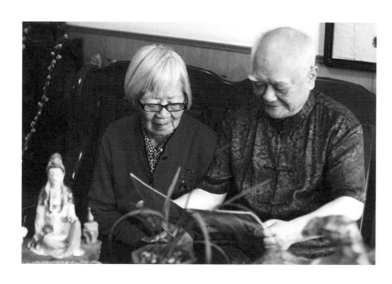

李济仁、张舜华
共同读书

验案:丁某,男,10岁,小学生。2000年10月初诊。

主诉2个月前因感冒发热后出现鼻衄,下肢多处散在性紫癍,遂在当地医院就诊。血常规检查显示血小板计数(BPC)1.9万,予口服泼尼松40毫克/天,静脉滴注丙种球蛋白后,血小板升至10万。但停用丙种球蛋白半个月后,血小板急剧下降。就诊时,血小板已降至1.9万,下肢又出现多处片状出血,鼻衄,伴头昏,神疲乏力,纳呆,面色　白,舌质红、苔薄白、脉细数。诊断为原发性血小板减少性紫癍,予"凉血消癍汤"治疗,连服15剂。服后鼻衄止,下肢紫癍减少,血小板计数升至5万。

半个月后二诊:头昏、乏力明显好转,唯纳差,口时干。继用"凉血消癍汤"加焦三仙各15克,石斛10铣,连服10剂。

三诊:下肢紫癍基本消失,食饮增,口渴减轻。续用上方加三七粉6克,服用共30剂,血小板上升至9万,紫癍及鼻衄消失。半年后随访无出血倾向,血小板计数升至10万。

证治分析:血小板减少性紫癍之发生,中医认为因实热之邪迫血妄行,或因脾气虚损,统摄无权,或因阴虚内热,损伤脉络而致。离经之血,溢于肌肤,则成瘀血;瘀血阻塞脉道,致血不循经,又加重出血。故对该病施治应着重于热、气、血3个方面。治疗则以清热凉血、益气摄血、活血化瘀为关键,"凉血消癜汤"中以生地黄、牡丹皮、栀子、地骨皮凉血清热,活血化瘀为主药;仙鹤草、女贞子、墨旱莲、茜草炭凉血止血为辅药;黄芪、当归益气补血。诸药合用,相辅相成,使清热凉血而不损脾,收敛止血而不留瘀,共收气血同治之效。

【按】《医宗金鉴·失血总括》中曰:"皮肤出血曰肌衄。"血液溢出肌肤之间,皮肤表现有青紫斑或斑块的病证,称之为肌衄,也有称为紫斑、葡萄疫者,归中医"血证"范畴。对血证的治疗可归纳为治气、治血、治火三个原则。治气,实证当清气降气,虚证当补气益气;治血,应该根据具体情况结合应用凉血止血、收敛止血和活血止血;治火,实火当清热泻火,虚火当滋阴降火,因血证之中,以热迫血行为最多,所以凉血止血药应用较多。

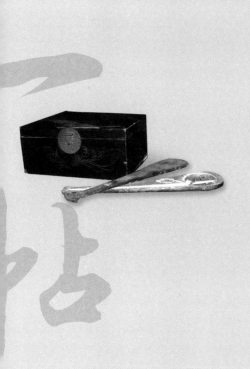

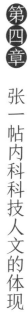

# 第一节
## 张一帖内科的科技内涵

　　理论与临床并重是李济仁大师从医的另一个重要特色。他精擅内、妇科疑难杂症,尤擅痹病、痿病、肿瘤等顽疾治疗,著有《济仁医录》等专著10余部,发表论文百余篇,并参编《内经》《中医基础理论》等高等院校规划教材。"独本不能流传……要让更多人领会新安医学的魅力",为此,他毅然捐出传本极少的新安医著《神灸经纶》,交由出版社出版。经多年努力,他带着学生们成功"还原"已尘封于历史的668位新安医家、400余部新安医籍,并厘清阐明其针对急、危、难、重病症的诊疗经验和富有特色的诊疗规律。李济仁大师还以《内经》为宗,理论与临证互作阐发,确立中医医学地理学、中医时间医学等新学术立足点,及体质学说、五体痹病、五脏痿病等研究专题,在中医理论与临床的研究上硕果累累。在中医内、妇、儿科诊治上积验甚丰,临床屡起大症重疴,对痹病、痿病、胃病、冠心病以及慢性肾炎、乳糜尿等疑难疾病诊治独具特色。他熔经方、时方、验方于一炉而精心化裁,针对世界性顽疾痹痿顽证系统地提出益肾填精、健脾和胃、养血舒筋等法,在痹证的诊治上提出寒热辨治、气血并举、痹痿同治"三期疗法",在用方服药上提出并制定了"选择方药剂型,重视作用特点""强调服药时间,注重动静宜忌""推崇数方并用,主张定时分服"等辨治纲领,辨治疑难杂病,注重培补肾本,主张辨证与辨病相结合,辨证灵活机变,摸索创立了富有疗效的系列方药与治法。其代表方药和治法有治疗痹证的清痹通络饮,治疗冠心病(胸痹)的归芪参芪麦味方,治疗乳糜尿的苦参消浊汤系列方,治疗慢性肾炎蛋白尿蛋白转阴方,治疗胃病的"和、降、温、清、养、消"六法等,取得了辉煌的成就,为中医药事业做出了卓越贡献。其医术受到中国工程院院士董建华教授的高度评价:"医术高超,尤精内科,疑难重患,随证化裁,效如桴鼓。"

## 一、李济仁治愈黄梅戏大师严凤英失眠病症

1965年年底,著名黄梅戏表演艺术家严凤英因严重失眠,备受困扰。当时严凤英誉满全球,正处于艺术表演与创作的高峰期,她这严重失眠的问题连党中央都惊动了。当时各路中西医名流都在尝试用不同方法治疗严凤英的失眠,但都收效甚微,可以说是束手无策。周恩来总理为此特意通过外贸渠道从德国进口了当时世界上最有效的安眠药,严凤英起初服用还有效果,但时间一长就又不管用了。"走投无路"之际,严凤英只得回到省城合肥,找到李老为其看病。此时的严凤英头昏烦躁,腰膝酸软,口渴咽干,大便秘结,眼眶四周青黑凹陷,脉弦数,两寸尤显,舌绛少苔。治病必求其因,李老经过问诊得知,严凤英因创作新戏目,竭尽心计,用脑过度,严重失眠已一年有余。虽然经过中西医诊治,甚至服用进口高效安眠药时有微效,但现在还是日夜目不交睫。李老认为失眠属中医所说的不寐之证,病因多端,临床最常见者为心脾不足、心肾不交、心胆气虚、胃失和降四型。如果细分,还有阴虚火旺、肝郁血虚、气滞血瘀、痰热内扰等证型。严凤英的症状显然与心胆气虚及胃失和降之证无涉,之前的中医也是循着心肾不交、心脾不足的路子予以治疗,但均没有明显的效果,这样看来,就应该考虑其他原因了。当时活血化瘀法正大行其道,血瘀阻碍气机,亦可导致不寐,而严凤英眼眶四周又呈青黑凹陷,如果这样,又有王清任血府逐瘀汤施治之成法。只是李老经过反复参详,觉得严凤英除眼眶青黑凹陷外,并未见其他瘀血征象,应该排除瘀血为不寐之病因。再经仔细询问,李老得知严凤英尚有胁肋酸胀、头晕眼花的症状,兼之眼眶青黑凹陷,脉弦,显然与肝相关。而这种相关又非血虚,更像是阴虚,似是伤及肝本。严凤英创作的用脑之性质,即中医所说的谋虑。《内经》曰:"肝者,将军之官,谋虑出焉。"谋虑过度,必损肝本,肝体阴而用阳,本伤则体现为阴伤,不寐之缘由当出于此。这种情况古代的大临床家有论述,如明人张景岳有言:"寐本于阴,神其主也。神安则寐,神不安则不寐。其所以不安者,一由邪气之扰,一由营气之不足耳。"其实张景岳此前还有曰:"无邪而不寐者,必营血之不足,营主血,血虚则无以养心,心虚则神不守舍。"血关乎脾、关乎心,也关乎肝,前两者注意的人多,至于后一种,则注意者寥寥。严凤英的失眠,正是医者关注较少的从肝而生。一旦将这种理论引入到

严凤英的情况中,这个病的关系就理顺了。李老据此判断,此不寐为因肝而起,病机在于肝阴不足,酿生虚火,火性炎上,上扰心神,心神不安,故成不寐顽证。这种比较少见的不寐,可以诊断为肾虚肝旺型。因此,治疗上要从肝从阴从神上考虑。李老拟了一个镇肝纳肾、阴阳并调、兼顾养神的方子,用生牡蛎30克,细生地30克,白芍药15克,黑玄参20克,杭麦冬15克,莲子芯12克,酸枣仁15克,生竹茹15克,合欢花、皮(各)15克,夜交藤20克,灯心草3克,日服一剂,服用一周。这组方药旨在滋阴养肝,以除虚火产生之源,同时清火宁心,安心神,以抑虚火妄动之标。方中细生地、白芍药、玄参、麦冬滋阴养肝,清虚火;夜交藤、酸枣仁、合欢花皮,益肝宁心,解郁安神;莲子芯、竹茹、灯心草既能清心除烦,又可引热下行。李老还特别关照服用方法:水煎分两次服,午后、睡前各服1次。

　　严凤英服用了李老开的方子,从昼夜不眠,到每天能入睡少间,一周后复诊时称,已能每天睡上4小时,便秘好转,头昏减轻,眼眶青黑色渐淡。但心烦依旧,睡时梦多,舌脉无变化。一年多的顽症,李老一击奏功,看来判断正确,嘱严凤英仍用原方,只是增加安神的炙远志12克、茯神15克,以便加强宁心安神之效,继服7剂。再一周,严凤英来看病,说情况更好了,服用5剂后便能很快入寐,睡时酣香,极少梦扰,眼眶青黑色淡,精神转佳,脉弦。更可喜者,舌已生出薄白苔。这表明李老的治疗完全对路,于是上方去竹茹、夜交藤,加柏子仁10克、蒸百合12克,滋养心阴,清热除烦,再进10剂。疗效巩固,随访半年,未见复发。这种让严凤英痛苦一年多且中西医都束手无策的顽疾,在李老这里只用了30剂药就治愈了。其中除了用药对路之外,还有一个窍门就是服药时间,不是早晚服用,而是安排在午后及晚睡前各服一次,如此是遵循人体阴阳昼夜消长变化规律,凡属病本在阴者,每于午后、夜晚加重,故嘱其择时服药,以便药效及时发挥。

　　俗话说:病来如山倒,病去如抽丝。验之于严凤英的失眠沉疴,似乎李老抽这个丝也抽得太快了,大概就是用机器抽,也不过是这种速度吧。然而群医束手之症,何以到了李老这里就见效如此快捷呢?这可能跟李老一贯的勤奋和多思是分不开的。李老出道时医技就高出常人甚多,这表明他本身就有看病的天分,而这种天分的发挥,又借助于熟读前人医著与医案,这大概就是李老治病总能取得良好疗效的原因所在。后来李老走出歙县,到了省城,其语言不通的问题比较突出,要在当地站住脚是有难度的。尤其是安徽中医学院建立之初,各路精英荟萃,来自大单位的人才比比皆是,如果不下苦功、不设巧法,很容易泯然众人。因此李老要在"张一帖"辨证精准的特点上更加精益求精,才有可能在诊病时一击奏功,树立自己的威信。除了自己不断思索总结提高之外,李老还尽可能地借鉴前人的高明诊疗技能,比如关于本病服药方法的独特之处,李老得之于清代徽州著名医家程杏轩,程杏轩在其所著《杏轩医案》中记载了大量分时用药的验案。李老早期的学习,接触最多的就是这种实战性强的医案,对医案的内容可谓烂熟于胸,在使用时才能挥洒自如。李老在学习前人经验的基础上,自己还有新的体会,就严凤英一案,他的处置出发点还根据"肝藏血""人卧血归于肝"的理论,让病人睡前服药,或药后即卧,宜静忌动。药物有效成分进入血中,流入于肝,肝血流量愈大,药物在肝内有效浓度相应增高,疗效也就愈明显。日后李老下大气力整理《杏轩医案并按》,也算是借此形式,向先贤呈交一份学习功课的心得。

启功先生对李老的医术题字道:"神存于心手之间。"给李老题字的著名书法家可谓多矣,而题字内容最好的,则非启功先生莫属。看来启功先生不仅懂得李老的医术,也懂得李老的为人。因为这个题字内容,不仅仅是李老治病取效的真实写照,也道破了他治验如神的关键。这里的神,指的是治验特效的一种神明。这种神明又表现为日常积累的自如运用,正所谓运用之妙,存乎一心。像大医临证,其素有之知识储备基本都处于一种跃如状态,一触即发。这种临战状态与病态卒然相逢,便会高速运转,在最短的时间内做出最正确的决定,因此其效如桴鼓,岂是偶然哉? 李老临床之治验,常常神乎其技,就表明他经常使自己处于大医临证的跃如状态。如果要寻找与此可以类比的寻常说法,大概可类比于艺术创作之灵感——所有积淀之全部能量,在一个点上突然爆发出来,必然会有杰作产生。医艺相通,李老临床每多佳构,其道理亦在于此。厚积薄发的根基是厚积,没有厚积,亦无从薄发。现在世间从医的人,可以通过严凤英这个病案和启功先生为李老题的字,获得一些启发。

## 二、李济仁中西医结合治疗肝炎后肝硬化腹水

肝炎后肝硬化是肝实质广泛损害而影响全身的慢性疾病,直至出现腹水,则提示肝功能和门静脉系统代偿功能失偿,往往是病变趋向恶化的征兆。本病

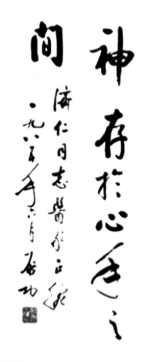

启功题字

属中医"单腹胀""臌胀"病的范畴。李老以中医为主,中西医结合治疗本病24例,疗效还算满意,特整理如下,以供参考。

**(一)临床资料**

诊断依据:24例均可询及肝炎病史,均有不同程度的肝功能损害,并具有肝脾质硬及门静脉高压的临床表现,所选取的24例病例均有腹水,其中2例为渗出液其余为漏出液,全部病例没有血吸虫病史及长期嗜酒史。

24例中男性19例,女性5例;年龄最小21岁,最大58岁;其中35—50岁者18例,腹水病程1个月以内者7例,1~4个月者3例,4~6个月者4例,6个月至1年者6例,1年以上者4例;其中腹水初发者8例,二次复发者7例,三次以上复发者9例;24例中轻度腹水6例(腹围<80厘米),中度腹水12例(腹围81~90厘米),重度腹水6例(腹围>91厘米)。

**(二)治疗方法**

1.中医辨证施治

(1)肝郁脾虚证(10例):面色萎黄,肢体倦怠,胁肋胀痛,脘腹胀满,食后加重,矢气后感觉舒服,腹膨尿少,或大便溏,或下肢肿,舌苔薄白或白腻或微黄腻,舌质淡或紫暗,脉弦细或细滑,此乃肝失疏泄、肝病乘脾、气滞血瘀所致。

治法:健脾疏肝,化瘀软坚。

方药:自拟健脾软坚汤:黄芪30克,党参16~20克,白术30克,茯苓30克,大枣14克,当归12克,柴胡10克,广郁金12~15克,大腹皮9~12克,土鳖虫6克,丹参30克,炮穿山甲6克。

(2)湿热蕴结证(3例):面色萎黄,不思饮食,口干口苦,口腻不渴,漾恶欲吐,胁痛腹胀,大便秘结或便溏滞下,小便黄,目黄,舌苔黄腻,脉弦滑数或细滑数。此乃肝郁脾湿、蕴郁化热所致,先以甘露消毒丹合茵陈蒿汤化裁施治,待湿热得泄,再以健脾软坚汤加虎杖、茵陈进治。

（3）脾肾阳虚证（3例）：面色晦黄,神倦乏力,腹胀食少,尿少便溏,腹如蛙腹,形寒肢冷,腰膝酸软,下肢水肿,舌淡胖紫暗,脉沉细弱。此因肝脾久伤,由脾损及肾阳所致。可用健脾软坚汤去柴胡、丹参,加肉桂、附子、仙灵脾温补脾肾,化瘀软坚。

（4）肝肾阴虚证（5例）：面色晦暗,面见血缕、赤痣,肌肤干燥,形体羸弱,倦怠,腹膨如瓮,腹筋显露,尿少便艰,口干咽燥,时有齿鼻流血,或有低热起伏,苔薄中剥或光剥无苔,舌质红绛,脉弦细数或弦大无力。此因素体阴虚,或失血过度,或肝郁化火,消灼真阴,以致肝肾阴虚,热瘀胶结。

治法：以养阴柔肝,化瘀软坚为主。

方药：自拟养阴软坚汤：生地15~30克,北沙参15~30克,枸杞12克,菟丝子15克,土鳖虫6克,炙鳖甲30克,生牡蛎30克,猪苓30克,天葵子12~15克,黄芪30克,大腹皮9~12克,广郁金15克,丹参30克。

（5）阴虚湿热证（3例）：此因肝脾久病,湿热化火伤阴,湿热瘀结。症见面色黧黑晦滞,肤目发黄,齿鼻流血,腹大坚满,腹筋显露,下肢水肿,口干口苦,小便热短赤,大便燥结或便溏滞下,舌苔黄腻或灰垢腻,舌质红绛或紫暗,脉弦滑数或滑数。其证邪实正虚皆明显,宜采用利湿化浊、清热解毒的甘露消毒丹化裁为主,加入西洋参、黄芪、大黄、丹参等益气养阴、通瘀泄浊,待湿热得泄,黄疸见退,再投养阴软坚汤加虎杖、茵陈治疗。

2.结合应用西药利尿剂

采用短程（用药3~5天）、间歇（5~7天）、联合（同用作用机制不同、作用部位不同的2~3种药物）、重复应用的方法。一般采用氢氯噻嗪25毫克和螺内酯40毫克联合治疗,重症者加速尿40毫克,一日三次,间歇用药,最多重复5次。

若用上法无效者,宜暂缓西药利尿,须从整体观念出发,基于上述辨证施治,加强扶正。偏气阴虚者,加西洋参,偏气阳虚者,加红参,待尿量渐多,食欲好转,再结合应用西药利尿剂。

3.其他治疗

给无盐或低盐、低脂肪、高蛋白饮食,大量腹水者则应限制液体摄入。一般加服鸡内金粉、刺五加片和维生素C;有出血倾向者,加服三七片;有感染者,加用抗生素。

**(三)疗效观察**

**1.疗效标准**

疗效标准为:①显效:腹水消失,肝功能正常或接近正常,肝脾明显软缩(缩小1.5厘米以上);②有效:腹水消失或明显减少,肝功能有不同程度的改善,肝脾有所软缩(缩小1.5厘米以下);③无效:腹水及肝功能虽曾有改善,后又如故。

**2.治疗结果**

本组经平均98天的治疗,肝功能恢复正常者13例,接近正常者4例,好转者5例,无效者2例。经查20例血浆蛋白,16例血浆白蛋白有不同程度地升高,8例白球蛋白比值倒置者,有5例转正。腹水消失者20例,其中1个月以内消失者13例,1~2个月消失者3例,2~4个月消失者1例,4~6个月消失者2例,有1例经治196天才告消失,明显减少者2例,无效者2例。脾大明显软缩者17例,有所软缩者1例,无变化和继续增大者2例。肝大明显软缩者10例,有所软缩者2例,肝原不能触及,治后可触及者6例。根据本疗效标准,获显效者17例,占70.8%,有效者5例,占20.8%,无效者2例,总有效率为91.6%。

**3.疗效与临床证型及肝功能的关系**

本组肝郁脾虚证、湿热蕴结证共13例,经治疗腹水全部消失(平均消失时间为34天),10例肝功能恢复正常,2例接近正常,1例好转,其中白球蛋白比值倒置的3例全部转正。肝肾阴虚证、阴虚湿热证、脾肾阳虚证共11例,经治疗7例腹水消失(平均消失时间69天),2例减少,2例无效;3例肝功能恢复正常,2例接近正常,4例好转,2例无效,其中白球蛋白比值倒置的5例,仅2例转正。无效的2例(肝肾阴虚证、阴虚湿热证各1例)白球蛋白比值<1/2,血清蛋白电泳r球蛋白>45%,终因发展为阴阳两虚乃至阴阳两竭,治疗无效而死亡。以上数据表明,病损以脾虚为主的前两个证型疗效较好,病损以肾虚为主的后三个证型,由于病程长,腹水量大,肝功能损害严重,故而疗效较差。

**4.随访**

本组20例腹水消失后,经1~4年的随访观察,15例病情稳定,其中13例由于坚持门诊治疗,已能上班工作。

### (四)讨论和体会

#### 1.关于治疗原则

中医认为本病是以肝郁、脾虚、肾亏为本,气结、血瘀、水裹等病理产物为标的正虚邪实的慢性疾病。这些病理的标本变化,往往相互影响,互为因果,施治时务须审证求因,把握疾病演变过程中肝脾肾证候的特点,分别主次予以柔肝(包括疏肝)、健脾、益肾作为补虚的大法,并针对病理变化过程产生的气结、血瘀、水裹等病理产物(内邪),作为消解的对象。祛邪是为了扶正,邪不去正不能复;扶正是为了祛邪,不在补虚的基础上祛邪,邪不易祛,正亦难复,正如唐容川所指出的"虚因实而难复,实以虚而益猖"。故对本病的治疗,当以补为用,以消为的,消补兼施,当视为常法。至于攻逐水邪之法,乃应急之施,权变之法,非正气充旺,不能施行。尤其病至晚期,正气已衰,如妄加攻逐,多招致失误。

#### 2.关于从脾论治

前人重视臌从脾论治。朱丹溪说:"臌胀又名单腹胀,乃脾虚之甚""宜大补中气行湿"《沈氏尊生书》中亦说:"臌胀病根在脾。"脾不仅能主司运化,磨谷行湿,生化气血,升精布津,统血摄精,以奉养机体,柔养肝体,且脾旺能御邪抗病,故有"脾旺不受邪"之说。以益气健脾为主的健脾软坚汤即为从脾施治而设。方中参芪乃补益气血、强壮身体的良药,两药相伍升脾气而散精,滋化源而生血,配当归养血活血,则补血力更强;配白术、茯苓、大枣燥湿行水,则补脾力更旺;与化瘀消坚药土鳖虫、丹参、穿山甲相配伍,与行气利水之大腹皮相合,则攻不伤正,补不壅滞,再用柴胡、郁金疏泄肝胆、调理气血,庶可肝疏脾旺,则肝无侮脾之机,故本方对肝郁脾虚而表现有气结、血瘀、水裹者,用之每有良效。

#### 3.关于从肾论治

本病迁延日久,势必累及肾。病久累肾标志着病损深化,必须重视治肾的环节。肾乃先天之本,内寓真阴真阳,受五脏六腑之精而藏之。张景岳认为,五脏之阴非此不能滋,五脏之阳非此不能发;《内经》还说:"卫气出下焦""精气闭蛰于内",方能"表气封固于外",故肾又是卫气的生发之源,机体免疫力的根本所系。久病伤肾阳,生机不发,水无所主;久病伤肾阴,则资源不足,精亏血少,温肾可暖脾,则气旺血生,滋肾可养肝,在于滋精生血。养阴软坚汤即是针对肝阴不足,肝体失养,肝阳偏亢,肝失条达,气血不畅而设,方中鳖甲、牡蛎、北沙参、生地、枸杞可补肝肾、益精血、消坚积、潜肝阳,黄芪、菟丝子益气补肾,以冀精气旺、血自生，郁金疏理肝气、调畅肝血，上药相伍，俾肝体得养，肝用得潜，肝性得遂，共达柔肝之目的。再以大腹皮、猪苓等行气利水，丹参、土鳖虫、天葵子化瘀软坚，消肿散结，以解湿瘀交结，标本兼图。大凡肝肾阴虚，湿瘀交结者，只要守方变通施用，对改善肝功能，软缩肝脾，消除腹水等，每获成效。通过临床观察，病已累肾，从脾论治已非所宜，而从肾论治也不能急于求功，否则将欲速而不达。

4.关于活血化瘀

中医认为"瘀结日久，必成癥结""血不利则为水""血愈瘀则血愈虚"，即是说本病的主要症征，如癥积、臌胀、水肿、正虚血亏等皆与血瘀有关，血瘀是招致本病病理损害的主因之一，因此，在本病发展的任何阶段都要重视活血化瘀治则的应用。近代研究证明，活血化瘀药能促进身体正常的免疫功能，抑制异常的免疫反应，对免疫反应起二相调节的作用；活血化瘀药对改善肝功能，软缩肝脾的价值已被临床和实验结果所证实，活血化瘀不仅能促进肝内血行，改善肝细胞供血，提高细胞耐氧能力，对损伤的肝细胞既有修复作用，又能促进炎症的吸收，抑制纤维母细胞产生胶原，减少胶原合成，从而抑阻纤维组织增生；活血化瘀药还能增加毛细血管张力，降低其通透性而对止血有利，并能改善微循环，减轻各脏器组织的瘀血。因此，活血化瘀法对本病造成的全身病理状态能产生良好的调节作用，反映了中医"以通为补""以通为填"的正确见解。

李老应用健脾软坚汤和养阴软坚汤随证化裁治疗本病，疗效较好，然取效缓慢、疗程较长。后来，李老尝试与西药利尿剂等结合应用，这在消除腹水、缩短疗程、改善症状等方面效果明显，且消水后病人病情多趋于稳定，体现了整体和局部、中医和西医相结合的长处。虽然病例较少，但是基于实践，疗效尚属满意，有进一步探讨的意义。所以特整理出来本组病例，希望能对临床医生们有所启迪。

## 三、李济仁治疗痹证痿证的临证经验

痹证是由于感受风、寒、湿、热之邪，经络痹阻，气血运行不畅，导致以肌肉、筋骨、关节酸痛、麻木、重着，或关节肿胀、变形、活动障碍，甚至内舍于五脏为主要表现的疾病。该病是临床的常见病之一，其病程长，易复发，治愈率低，严重地影响了人们的身体健康。

### （一）诊治要点

临床上诊治痹证,首先应将其分为寒痹、热痹两大类型,再按病邪偏盛的程度不同,进行辨证施治。热痹,一般以关节肌肉红肿热痛,运动受限为主症。偏热则发热口渴,灼热作痛,触摸不得,得冷则舒,舌质红、苔黄厚干,脉弦数;偏风则疼痛游走不定,恶风,汗出,舌质红、苔薄黄,脉浮数;偏湿则关节肿大较著,按之痛剧,活动障碍明显,舌质嫩红、苔黄厚腻,口渴而饮水不多,脉濡滑。

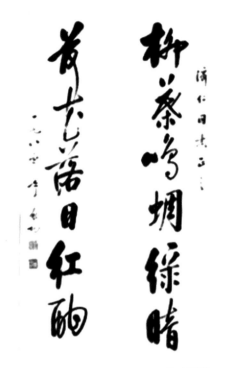

启功题字

寒痹的主症为关节肌皮触之冰冷,骨节筋脉酸痛,喜按打叩击。特点是体位变换如蹲起时初均不利。偏寒则畏寒,关节疼痛得热则舒,纳少便溏,舌质淡白、苔薄白,脉沉弦紧;偏风则恶风,遇风则刺痛,疼痛走窜,舌淡苔薄白而干,脉缓;偏湿则见酸胀疼痛、重着,舌淡苔白而腻,脉濡等。

痹病的基本病变是"痹",病机是"闭",因此"通"是治疗痹病的主要法则。在具体治疗上,除应掌握该病的病因、病性外,还应结合病位、兼证等情况以辨治。

### （二）临床用药

临床治热痹,李老一般选用白虎汤为主加减,偏热者多用白虎桂枝汤加地骨皮、丹皮、丹参;偏风者多用桂枝芍药知母汤加羌独活、威灵仙、当归;偏湿者多用苍术白虎汤加黄柏、山栀、防己、木瓜、白术、茯苓等。寒痹常以桂枝附子汤为主化裁,其中偏寒者加仙茅、仙灵脾、巴戟天、片姜黄等;偏风者以桂枝附子汤合蠲痹汤加减,其中必用川芎、当归、丹参;湿重者则用桂枝附子汤合防己黄芪汤加细辛、苍白术、山药等。此外,部位引经药的应用,往往对痹病获效起着很大的作用,如上肢疼痛李老常用片姜黄、桂枝;下肢疼痛常用独活、怀牛膝、宣木瓜、五加皮;腰背疼痛可加川断、杜仲、狗脊、功劳叶;骨节疼痛可加威灵仙、补骨脂;肌肉疼痛可加雷公藤等。

　　临床上治疗痹证,若辛热散寒、祛风燥湿之品用之过多,疼痛非但不止反而加重。这时应重视全身情况,即视气血阴阳的盛衰而适当加些补气养血、滋阴和阳的药物后,则疼痛能够减轻,如气虚李老常加黄芪、党参;血虚常用当归、鸡血藤、活血藤;阴虚加桑寄生、枸杞子;阳虚加仙茅、补骨脂等。

　　对于痹证的组方,李老认为附子、川乌、草乌是不可或缺的。但此三味药峻猛,且有毒性,犹如奇才怪癖,一般人不敢轻易用之,这是很遗憾的事情。附子辛温大热有毒,走而不守,性烈力雄,有补火回阳、通经散结之功,善治一切沉寒病冷之证,为祛散阴寒的首选药物。附子用量李老一般用15克以上,他认为附子用量必须视病情,量要大,量小则疗效不显,此外,附子还有“坚肌壮骨”“好颜色”的美誉。川草乌与附子的作用基本相同,均有明显的镇痛和局麻作用。临床上以疼痛为主的痹证,李老认为不论其属寒、属热,均可在基本方上加用制附子、制川草乌。此三味药中,川草乌善于止痛,附子优于散寒,要注意的是服药期间不要饮酒,因乙醇能促进乌头碱的吸收,从而加强附子的毒性,导致中毒。亦不可与麻黄同用,以免产生不良反应,可伍以秦艽,以增强镇痛之功。

　　鸡血藤、活血藤均有强筋壮骨、调经活络、祛癖止痛之功。鸡血藤养血之功优于活血藤,而活血藤更适于活血,故李老喜两者并用,于血虚而兼瘀者的痹病,二药相得益彰,以冀补血而不滋腻,活血而不伤气。

　　对于痹证偏风者,川芎一药必不可少。因该药为血中之气药,可行血而灭风,又有祛风的作用。中医治法中有通因通用,塞因塞用,寒因寒用,热因热用,李老认为还应有川芎之类祛风行血之“行因行用”。痹证偏风则疼痛游走,可谓行因,川芎作用行而不守可谓行用。近年来对于雷公藤治疗痹证的报道很多,有效率为87.74%~98.4%,已被公认为是治疗痹证的有效药物。雷公藤有清热解毒、祛风除湿、消肿止痛的作用,对疼痛以关节周围组织,尤其是肌肉酸痛不止疗效较好。李老对该药的体会是对肌肉筋脉疼痛的缓解效果优于骨节间疼痛者。对于顽痹或伴有关节挛缩变形者,祛风之品当灵活加用,李老常加全蝎10条,或用乌梢蛇1条,除去头部与外皮,酒制后,研成细末分吞,疗效较满意。

　　对于痹证的服药时间最好是在早晨与夜睡前各服1次。因痹证病人活动障碍以晨起为甚,其疼痛以夜间加剧,晨晚分服中药,意在病作前及时截治,有利于药效的发挥,控制病情发展。同时宜注意环境的冷暖,防止外邪侵袭,还应长期进行功能锻炼,以防止关节挛缩、变形,加快功能的恢复。

此外还有关于痹证的外治法,因外用药物可直接对病灶发挥作用,且多可舒筋活血止痛,性味辛温香窜,可使局部气血活动加强,此又有助于内服药物作用的发挥,因此临床上李老常在内治法的基础上辅以外治法,常用的有巴豆饭敷法、止痛擦剂、解痛布、熏洗法外贴自制膏药等,此外还有按摩、针灸等法。

下附一病案:

杨某,男,46岁,教师。1954年8月2日初诊。病人全身关节酸痛,以肘膝关节为剧,已经五载。经某医院确诊为风湿性关节炎,屡服中西药无效,病情逐渐加重。经他院建议转李老处诊治。时值炎热酷暑,病人竟身着棉衣,自觉恶风畏寒,四肢不暄,肘膝关节肿胀酸痛,屈伸不利,精神倦怠,纳谷寡味,便稀溲清,脉象沉细,苔白腻、舌质淡。查体温38.8℃,白细胞计数12.2×10$^{12}$/L,其中中性粒细胞计数占72%,淋巴细胞计数占25%,血沉60mm/h,抗"O"为1 200单位。此属寒湿蕴于经络肌表,气血不畅,营卫失和而成痛痹(风湿性关节炎),治宜以祛寒渗湿、通络和营为法。李老自拟三仙汤合三妙丸加味进治。

处方:仙灵脾20克,仙茅、威灵仙、怀牛膝、鸡血藤、活血藤、干地龙各15克,制附块、制川乌、制草乌(以上三药物先煎)、川桂枝各12克,苍术、黄柏各9克,另用小乌梢蛇1条,除去头部与外皮,酒制后,研成细末分吞。外用解痛布。

8月17日二诊:肘膝关节剧痛减轻,余恙如前。仍以原方增大温阳药量。制附块、制川草乌、川桂枝均加至20克再进。

9月1日三诊:药后四肢转温,不恶寒,肘膝关节活动自如,疼痛消失,精神亦振,纳谷明显增加,实验室各项有关检查均已在正常值范围。再拟前方去附块、川草乌、黄柏,加秦艽、当归、丹参各15克,川芎12克,以白蜜为丸,日服3次,每服15克。

9月20日四诊:临床症状消失,实验室检查结果仍在正常值范围。嘱停药追访5年,病情稳定,未有复发。

【按】本案痹证,关节以疼痛为主,又有在炎暑之季身着冬衣,肢冷畏寒,便稀溲清,脉象沉细,苔白质淡之证,可谓痛痹。但病人又有关节肿胀、活动欠利、苔白腻、神困等湿邪为患之象,而知湿邪在本案病变形成的作用仅次于寒邪,故本案三邪致病中以寒邪为主,湿邪其次,风邪又次之。故以三仙汤温阳祛寒,三妙丸除湿为辅,兼以加味药祛风通络止痛。三仙汤由仙灵脾、仙茅、威灵仙三药组成,功能温肾壮阳而祛寒,温通经络而止痛,增以附块、川草乌、川桂枝、鸡血藤、活血藤以加强其温通经络止痛的作用。三妙丸方以燥湿为主,又可通络,兼以干地龙、乌梢蛇祛风,全方虽对风寒湿三邪均兼顾施治,但主次有别,从而较快地治愈疾病。

### 四、张舜华治疗慢性萎缩性胃炎的临证经验

萎缩性胃炎是慢性胃炎的一种类型,为常见的胃部疾病。其病理为胃腺萎缩、分泌胃酸减少所致,其基本病理变化是上皮细胞变性,固有膜炎性反应和固有腺体萎缩,常伴有肠上皮化生及不典型增生。不典型增生是介于单纯性增生与肿瘤性增生之间的一种病变,尤其是中、重度非典型增生,导致胃癌的可能性很高,可视为癌前病变,应引起高度重视。目前现代医学对本病尚无好的治疗办法,中医药辨证治疗本病,具有一定的优势与特色。

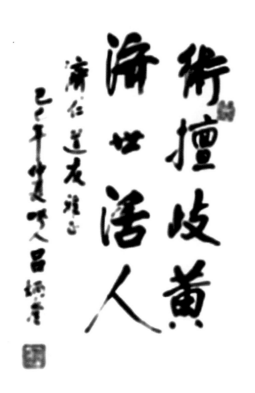

吕炳奎题字

萎缩性胃炎,在祖国医学中依据其临床表现,归属于胃脘痛、嘈杂、痞证等范畴。胃为阳腑,实证居多。萎缩性胃炎初起,一般多表现为湿热内蕴之实热证,或外感寒邪之寒实证,治疗上多从清热祛湿或温胃散寒入手。然而,若病久不愈、正气渐耗,或清利过度,正气损伤,均可出现虚象而形成虚实夹杂之候,其治疗较为复杂,特别是一旦出现了阴虚夹湿之证,治疗就更为棘手。需详加辨证,精心施治。张舜华业医50余载,临床经验颇丰,掌握了一系列临床久经验证的有效方药,特别是在辨证治疗慢性胃炎方面用药独特,效果显著。现将张老治疗慢性萎

缩性胃炎的经验介绍如下。

病机特点是寒热失调,虚实夹杂。慢性萎缩性胃炎的病因复杂,张老认为,其外因与饮食不节、长期嗜烟酒、滥用药物有关;内因与忧思郁怒,肝失疏泄,横逆犯胃,脾胃失和有关。一般实证多见于胃炎初期过食辛热肥甘,酿生湿热,或恣食生冷,寒积胃脘,损伤脾胃之气或情志所伤,以致中焦脾胃升降失常,气机阻滞。虚证多因病久不愈,耗伤气阴,或清利过度,正气损伤所致。慢性萎缩性胃炎的病变过程往往虚实夹杂,如脾胃虚弱夹湿、夹瘀等。另胃为阳腑,喜润恶燥,故慢性萎缩性胃炎迁延日久,还常兼见胃阴虚之证。

治则为攻补兼施。根据以上病机特点,张老治疗慢性萎缩性胃炎常以攻补兼施为治则。采用健脾和胃、滋养胃阴、理气散结、活血止痛等法,常用药物有潞党参、炒白术、广木香、云茯苓、麦冬、肥玉竹、鸡内金、穿山甲、刺猬皮、白花蛇舌草、失笑散等。

慢性萎缩性胃炎发病缓慢,多见于中老年人、有烟酒茶嗜好者,或伴有动脉硬化、胃血流量不足者。其病位虽在胃,但与肝脾有密切关系。本病病性为本虚标实,以脾气虚、胃阴虚为本,寒热、气滞、瘀血为标。针对以上特点,张老在用药时常在健脾和胃、滋养胃阴的基础上,加用疏肝理气、活血化瘀、散结止痛等药物。具体如下。

张老善用活血化瘀、散结止痛的药物。凡胃痛明显者,在健脾和胃、滋养胃阴的基础上多用活血化瘀、散结止痛的药物,如生蒲黄、炒五灵脂、醋延胡索。此方不仅善于止痛,还能改善微循环,调节代谢失常,供给病变的神经血管以营养。若疼痛趋缓解或消失,仍须坚持服用,由此病变常可消弭于无形。

结合胃镜检查,辨证用药,如镜下见胃黏膜水肿者,用带皮茯苓、生炒薏苡仁、苍术等燥湿利水之品;胃黏膜充血者,用生地、蒲公英、白花蛇舌草等清热解毒之品;肠上皮化生者,加白花蛇舌草、刺猬皮、穿山甲、八月札等清热化湿解毒类药;对于细胞异型增生者,用丹参、三棱、莪术、刺猬皮、炮穿山甲等活血化瘀、软坚散结之品,并适当加一些抗癌的中药,如半枝莲、白花蛇舌草、龙葵、三棱、莪术、黄芪、蚤休、土茯苓等,以防止慢性萎缩性胃炎发生肠上皮化生、细胞异型增生等变化,抑制胃癌前病变。

由于慢性萎缩性胃炎病情复杂,临床上必须结合辨证,根据虚实轻重来决定治则,并随时观察病情变化灵活用药。对于湿热瘀阻于胃的病人,用滋阴药则助湿,使邪更盛;燥湿则伤阴,使正气更为虚损,互为影响、互为因果。为此,应详为辨证,灵活用药。另胃喜润恶燥,故胃病阴虚多见,一般宜用甘润养阴之品。若兼气滞者,当投理气而不伤阴之绿梅花、佛手柑、玫瑰花等。下附典型病例两则。

**1.慢性萎缩性胃炎重养阴**

某女,45岁,2000年4月10日初诊。素患胃疾,屡治未愈,近半年来脘痛加剧伴形体消瘦。曾于去年上半年在弋矶山医院做胃镜检查,病理报告示:慢性萎缩性胃炎伴中度肠上皮化生。刻诊:神疲乏力,胃脘胀痛,食后更甚,嗳气稍舒,纳谷不馨,口干欲饮,偶感嘈杂,伴烦躁易怒,大便干燥,每二三日一行,舌边尖红、苔薄白,脉细弦。乃病久胃之气阴两伤,肝气郁滞所致。治以益气养阴,疏肝和胃,佐活血止痛。张老方用:黄芪30克,太子参15克,广木香10克,炒白术15克,云茯苓15克,南沙参、北沙参各15克,麦冬15克,石斛10克,鸡内金15克,当归15克,白花蛇舌草15克,刺猬皮12克,制乳香、制没药各10克。二诊:药后胃脘胀痛、嗳气嘈杂皆减,大便已调,纳谷渐增,苔脉同前。予上方略作增损,辨治2月余后,诸症悉除。遂予散剂巩固之,处方:黄芪40克,潞党参30克,炒白术20克,广木香15克,云茯苓15克,佛手片15克,南、北沙参各20克,麦冬20克,鸡内金15克,怀山药20克,白花蛇舌草15克,刺猬皮12克。上药共研极细末,1日3次,每次3克,饭前半小时服用。服散剂半年余,病人体重明显增加,面色红润。复查胃镜示慢性浅表性胃炎。病已去其大半,再调理3月余而愈。

【按】萎缩性胃炎阴伤者十之八九,临床上应据伤阴程度的深浅,辨证用药,恰如其分。若病重药轻则无济于事,但亦不宜过猛,急于求成。本案乃胃之气阴两伤,肝郁不疏之候。故方中重用黄芪、潞党参、炒白术益气健脾;沙参、麦冬、石斛、当归养胃制肝;鸡内金健脾开胃,消化食积。另案中慢性萎缩性胃炎的病理改变除胃黏膜腺体萎缩外,还伴肠上皮化生,故在养阴清胃剂中加入白花蛇舌草、刺猬皮、制乳香、制没药以活血行瘀,散结止痛,同时又能抑制胃的癌前期病变。药证合拍,故获良效。

**2.巧用反佐法抑胃酸**

某男,53岁,2005年5月11日初诊。上腹部不规则疼痛10余年,伴腹泻,食欲减退,嗳气频频,曾先后两次住院治疗鲜效。2003年6月2日在本院做胃镜检查示慢性萎缩性胃炎中度,伴肠上皮化生。幽门螺旋杆菌检测呈阳性。刻下胃脘疼痛,食后加重,纳谷不香,嗳气频频,形容委顿,大便溏薄,舌质淡红、苔薄白,脉弦。病机为肝郁不舒,横逆犯胃,胃失和降,脾失健运。治以疏肝和胃以降逆,健脾益气以止泻。药用:潞党参20克,黄芪30克,炒白术15克,云茯苓15克,姜半夏9克,广陈皮15克,当归15克,广木香10克,佛手柑10克,旋覆梗10克,黄连6克,白花蛇舌草25克,蒲公英25克,三七粉10克,丹参15克。二诊:药后诸症减轻,脘痛得减,腹泻好转,偶见嗳气。方守上方出入,去旋覆花,加煅瓦楞18克(先煎),海蛤粉9克(分两次吞服)。以上加减方共服50余剂后,饮食恢复正常,腹泻亦止,舌色红润,体重增加,胃镜复查亦基本痊愈,幽门螺旋杆菌阴性。

【按】萎缩性胃炎常见有胃酸分泌减少之特点,西医治疗常以补充胃酸,增加酸度为主,中医亦有以服用大剂量乌梅为主的药方以补充胃酸。但中医治疗应该强调辨证为主,治病求本。本案方中之所以再用乌贼骨、海蛤粉之制酸药,意在通过胃酸分泌的减少,给机体造成一种刺激,促进机体本身的代偿作用,并在健脾养胃的基础上逐渐增加胃酸的分泌。若单纯依靠外源性补充增加胃酸,其结果将更加抑制胃自身酸液的分泌,造成胃分泌腺进一步萎缩,无益于治病。故萎缩性胃炎用乌贼骨、海蛤粉等,乃治病求本之反佐法。

慢性萎缩性胃炎在临床上无特异性表现,故诊断需要依据临床表现结合相关辅助检查,尤其是胃镜检查及胃黏膜活组织检查。张老认为,慢性萎缩性胃炎的治疗重点一是要解决其"萎缩"的问题。张舜华教授根据数十年的临床治疗经验,在解决这一问题时,凡病理切片报告见有肠上皮化生者,均加用刺猬皮、田三七以软坚散结,消息肉,化瘀滞。脾气虚损,胃脘作痛者,用黄芪配莪术、三棱以益气消瘀,用药剂量视病情而增减。另若疼痛甚者,加用活血化瘀、散结止痛之失笑散,此方不仅善于止痛,还能改善微循环,调节代谢失常和供给病变的神经血管以营养,从而使肠上皮化生和增生性病变得以转化和吸收。舌质红,脉弦者,可再用白花蛇舌草、石斛等以清热养阴。以上药物用于治疗慢性萎缩性胃炎、消化性溃疡,屡获佳效。二是防癌问题,因本病致癌率高,可视为癌前病变。张老在治疗慢性萎缩性胃炎时,除加用一些抗癌防癌药物外,还嘱病人要调节自己的情绪,以消除精神因素对本病的影响。另在饮食方面,要求病人一定要有节制,选择易消化无刺激的食物,避免辛辣刺激性食物和腌制品。戒除烟酒、浓茶等不良嗜好。此外由于患慢性萎缩性胃炎时,胃酸降低或缺乏,胃内细菌易滋生,尤其是幽门螺旋杆菌检出阳性概率很高。张老对此常用中药黄连、白术、白花蛇舌草、蒲公英、三七粉、丹参、甘草等杀菌,亦获良效。

　　王某,女,20岁,工人。1982年7月10日入院。病人于1982年2月因"结核性脑膜炎"收住本院内科,在治疗过程中突然双眼失明。眼科会诊检查:视力右眼前手动,左眼仅有光感。两眼视盘显著褪色,边界清楚。曾用大剂量维生素及血管扩张剂及配合针刺治疗未效而转住中医病房。病人面色红润,午后潮热,纳呆神萎,头昏目胀,视物模糊,行动不便,溲黄便干,舌质深红,中有裂纹,苔少中剥,脉细数。张舜华辨证病人系阴虚内热,肝火上炎,遂致青盲,当益阴清肝。遂下处方:细生地、白菊花各15克,银柴胡、生白芍、地骨皮、丹皮、炒黄芩、大青叶各10克,蒸百部、芦根各20克,生山楂12克,香白薇9克。每日一剂。

　　7月16日二诊:视力有所好转,但眼球仍胀,口渴思饮,舌质红、少苔,脉细数。宗原方去百部、大青叶、白薇,加蔓荆子9克,草决明15克,夏枯草10克,以增清肝泻火之功,并嘱食西瓜。

　　7月21日三诊:头昏目胀明显好转,饮食增加,小便色清,大便变软,两眼视力已能模糊辨认病房内陈设,舌质红、苔薄白。原方增黄精10克。

　　8月16日四诊:视力明显增加,已可单独活动,余症基本消失。于原方去地骨皮、丹皮,加密蒙花9克。

　　病人于9月9日出院。一周后门诊复查视力左眼0.4,右眼0.6。继以前方略为增减服用三个月后,左眼视力已达1.0,右眼为0.6,已恢复工作。随访两年余,症状稳定。

# 第二节
## 张一帖内科的文化特征

　　"张一帖"家族是一个传承460多年的中医世家,始终秉承"孝悌忠信,礼义廉耻,自强精进,厚德中和"的家规家训以及"源于新安,立足国学,重视临床,走向科学"的精神治家治学。2016年底,"张一帖"第十四代传人李济仁和张舜华先后获得"首届全国文明家庭""安徽最美人物"荣誉,第十五代传人李艳作为代表还受到习近平主席的亲切接见。"安徽最美人物"颁奖词对李济仁家庭进行了高度概括，"业医70余载，拯疾济赢，他以仁心仁术、济人济世为铭，诠释大医精诚要义；厚德中和，言传身教，成就国医世家；深耕新安医学遗产，两代七教授，兄弟四博导，各创新解，演绎杏林佳话。"

"张一帖"能够传承几百年的原因，不仅是靠着家传的精湛医术，还和其家族良好优秀的家风有着密不可分的联系，这种代代传承的优良家风可以说是体现了张一帖内科的文化特征。

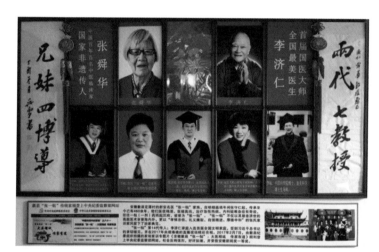

和谐一家人

## 一、孝敬父母、尊老爱幼的事亲方式

古代中国是个传统农业社会，以小农经济为经济基础，以宗法血缘关系为政治纽带，实行封建家长制度。家长或族长的权利至高无上，并且尊卑等级关系森严，这样的家族、家庭经过长期的社会生产和社会生活实践逐渐形成、积累、传承着各个成员共同遵守的风尚习俗，即传统家风。

中华五千年的文明源远流长，传统家风作为传统文化的精神纽带，也备受关注，古人云"笃学修行，不坠门风"，可见家风的重要性。而传统家风的内容丰富，未嫁娶的子女在家要尊敬长辈、尊敬父母，兄妹之间要和睦相处，已嫁娶的子女要尊敬对方长辈、与亲戚友好相处。"孝亲"从古至今都是我们推崇的一种崇高美德。《孝经》有云"始于事亲、中于事君，终于立身""夫孝，德之本也；教之所由生也"。"举孝廉"可以为国效力，不孝之人则不能事亲更不能事君。自古，忠和孝就是息息相关的两个字,忠孝亦是人生两全,在家尽孝,才能为国效忠,忠与孝扩大说来就是国家与家庭的关系,皇帝在国,家长在家,都有着至高无上的权利。古代帝王或统治阶级为了更好地管理国家或社会,他们往往利用"孝亲"的自然伦理来达到"忠君"的社会伦理。事实证明,只有移孝作忠,视家为国之本,才能维护国家的稳定和长治久安。

《孝经》中曰:"天地之性,人为贵,人之行莫大于孝,孝莫大于严父。"张舜华是"张一帖"第十三代传人张根桂先生的次女,自幼接受严父的熏陶,勤习礼义诗文,所以重德敬孝,侍奉父母双亲颇诚,气质淳贞,非同一般女性,朝暮勤学苦读,胸中学问渐笃,心性涵养更加温顺。"张一帖"医术数百年来流传不衰,但却有家规传男不传女。由于张舜华德行醇厚,天资聪颖,一向以孝敬双亲称著乡里,在当地有"孝女香"的美名。由此真诚之心感动其父,遂破家规收张舜华为弟子,作为"张一帖"的第十四代传人。自此之后,张舜华随父习医,朝诵汤头药性,夜读医经古文,终日乾乾,持之以恒,十分刻苦。在其父的悉心指导下,张舜华将古文汤头药性、脉诀、中医四大经典等熟读背诵,抄写摘录,虽风雨寒暑亦不易其志,数年如一日。后来她研习临床内外妇儿各科,随父侍诊多年,耳濡目染,尽得其父之心传。于是悬壶乡里,为百姓诊病疗疾,终至成为一名被老百姓交口称赞的名医。

张舜华先生的儿女受其影响,都会主动敬老孝亲,孝道是这一家族的美好家风。这些"张一帖"家族成员正是用他们数年、数十年甚至数百年如一日的坚持,向世人彰显了理想的力量、人性的光辉、人格的魅力。

## 二、学必精专、品德为先的教子原则

古语有云"养不教,父之过",《颜氏家训·勉学》中也说:"子当以养为心,父当以学为教"。从古至今,无论是世家大族还是普通百姓,都把教育子弟放在首位,主张教育要从小开始抓起。

教育的主要内容就是教育学子重在专心致志,学习必须要专一没有杂念,并且要学得一技之长,《颜氏家训·勉学》中有云:"积财千万,不如薄技在身。技之易习而可贵者,无过读书也。"就是说积累万贯家财,不如学习一门专业技能最为重要。人生在世,首先要有一技之长,只有有所长才能更好地立足于社会,就像农民的一技之长在于春耕秋种,工匠的一技之长是制造器皿,医生的一技之长是治病救人,教师的一技之长是教书育人,世无全物,人无全能。对于大多数人而言,学习一技之长即可,若有更多精力或时间,亦可学习其他相关或相近的技能,所以张一帖内科历代传承人都教导子弟必须要记住的一点就是,人不能贪多,掌握一门技艺,能够有能力照顾自己、养活家人即可。如果过于贪多,最终结果只会适得其反,既无法学精一门技艺,也无法学专。所以张一帖内科从有明确家谱记载的明朝嘉靖年间到今天,都是认真学习传承祖上的精湛医术,为乡亲们解除病痛。

另外,历代张一帖内科传承人都认识到道德需要知识的辅助,才能学则有德,在行医救人这个问题上,不能以一己私利,投机取巧。在品德上,历代张一帖内科传承人都教育子女要学会诚实做事,诚实做人,不做偷鸡摸狗之事,不做损人利己之事,更不可贪得无厌。训导子弟只有把德与医相结合,德医双馨才是为人之道。

2009年李济仁被评选为首批"国医大师",安徽省政府决定奖励李济仁5万元,李济仁当即决定将这5万元捐赠给安徽中医学院新安医学研究中心,用于资助有志于新安医学研究的大学生。李老不为名、不为利,捐出政府所奖励的奖金用于中医事业发展,充分体现了他对中医事业的无限热爱与忠诚。另李老将珍藏字画捐献给省市县5家博物馆,供群众欣赏。李老在北京中医药大学、广州中医药大学、安徽中医药大学、安徽高等中医药专科学校聘其为该校的特聘教授仪式上表示,自己将做到尽心尽力,不

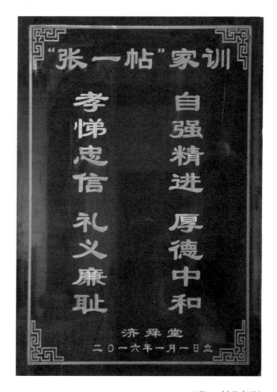

"张一帖"家训

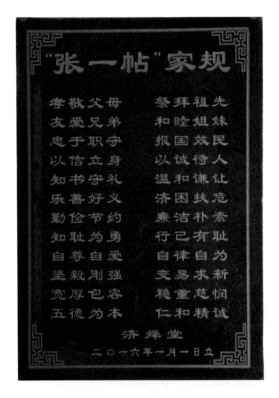

"张一帖"家规

遗余力，努力为传承中医药国粹、弘扬中医药文化、培养中医药人才，做出自己应有的贡献，不辜负广大师生的期望。同时他还十分谦逊地表示，要"活到老、学到老"，要向大家学习，特别是要向年轻人学习。

李济仁子女都继承了奋发读书的家风。1992年7月一个炎热的午后，有记者登门采访李老，发现卧室里有两个青年光着脊梁在校对书稿。李老一笑，做了简单的介绍："长子张其成，幼子李梢。"两位青年谦和地点点头，擦擦汗水，又在嗡嗡作响的吊扇下埋头工作，身边各有一摞一米多高的手稿。张其成还曾作一对联："孤灯一盏映古纸九叠，徒壁六虚拂清风两袖。"李济仁强调："不管是什么样的出身，什么样的学习方式，最关键的还在于用心不用心。"这是他对中医后学的谆谆训诲。"我性格耿直，见到不好的事儿忍不住，一定要说！"李济仁对自己"没少得罪人"很有自知之明，"比如，遇到别的中医师为了经济利益虚开贵药，你能不和他说道说道？"

在这种道德风尚、治学态度的熏陶下，李老的家庭可谓芳菲满堂。如今，李老的子女俱已成材，在各自的领域中取得了傲人的成就。人谓佼佼学者，集于一家。正如痼疾经张根桂治愈的国内著名经学大师吴承仕先生奉赠张家世医的对联："术著岐黄三世业，心涵雨露万家春。"

### 三、大医精诚、仁心仁术的行医宗旨

大医精诚与仁心仁术的行医宗旨可以说是中医医德的具体体现，张一帖内

科也是以此作为自己家族行医的根本宗旨。

孙思邈提出的"大医精诚"的道德理念,"精"指医疗技术精湛;"诚"即诚心实意,忠于职业,取信于病人。人体疾病变化莫测,"有内同而外异,亦有内异而外同,故五脏六腑之盈虚,血脉荣卫之通塞,固非耳目之所察",意思是说现在的病,有实质相同而表象不同,有实质不同而表象相同,因此五脏六腑是实证还是虚证,血脉和营气卫气是通畅还是阻塞,本来不是耳朵、眼睛等感觉器官一下子能够查明的,需要医生细心辨识。"而寸口关尺有浮沉弦紧之乱,腧穴流注有高下浅深之差,肌肤筋骨有厚薄刚柔之异,唯用心精微者,始可与言于兹矣。"意思是把脉寸关尺,有浮脉、沉脉、弦脉、紧脉等纷乱难辨的脉象;按腧穴、子午流注来针灸,有高下浅深的差别;按摩肌肤筋骨,有肌体厚薄、手法刚柔的差异,只有用心精微的人,才可以与其说到这一层。

一旦施治有误,将造成严重后果,"若盈而益之,虚而损之,通而彻之,塞而壅之,寒而冷之,热而温之,是重加其疾而望其生,吾见其死矣。"如果是实证还要用补法,虚证还要用泻法,本来通畅的再彻底撤去防卫,本来阻塞的再去筑坝断流,寒证再给冷药,热证再给温药,这是加重病人的疾病,而希望其生还,实在是太难了。因此孙思邈劝诫学医者"必须博极医源,精勤不倦,不得道听途说,而言医道已了,深自误哉。"孙思邈本人对"大医精诚"的理念做出了最好的诠释,"大医治病,必当安神定志,无欲无求,先发大慈恻隐之心,誓愿普救含灵之苦。若有疾厄来求救者,不得问其贵贱贫富,长幼妍媸,怨亲善友,华夷愚智,普同一等,皆如至亲之想。亦不得瞻前顾后,自虑吉凶,护惜身命,见彼苦恼,若己有之,深心凄怆,勿避险巇,昼夜寒暑,饥渴疲劳,一心赴救,无作功夫形迹之心。如此可为苍生大医。反此则是含灵巨贼。"凡是得大道的医生治病,必须要安定心神和情志,没有其他欲望、追求的干扰,首先生发大慈大悲的同情心,发誓愿意普遍地救度一切众生的疾苦。如果病人前来请求救治,不可以计较病家的社会地位高低、拥有多少财富、年龄大小、相貌美丑、是冤家还是亲友、中国人还是外国人、愚笨还是聪明,均应一视同仁,将他们当作至爱亲人来对待;也不可以瞻前顾后,考虑医病下药对自己是吉是凶,维护、爱惜自己的身家性命。看到病人的痛苦、烦恼,就好像自己感同身受,内心深感凄切悲怆,应不避艰难险阻,不怕月黑夜深,不顾严寒、酷暑、饥渴、疲劳,一个念头就是赶去救治,没有显示功夫、事迹的心思。如此这样才是百姓的好医生,反此道行之的,就是生命最大的戕害者。这段论述已成为中医医德的经典文本,后世医家皆遵循这一思想,并在此基础上不断推衍丰富中医医德的内容。孙思邈特别强调对待重病者,尤其要充满同情心,"其有患疮痍下痢,臭秽不可瞻视,人所恶见者,但发惭愧、凄怜、忧恤之意,不得起一念芥蒂之心,是吾之志也。"有患疮痍、下痢的,恶臭污秽,不堪入目,人们见到了都心生厌恶,对这样的人,应生发惭愧(想到这是过去世罪孽的恶报,生起自己对现世罪孽的忏悔之心)、怜悯、忧愁、照顾之心,不可以存有一丝一毫厌恶之心,这是医者的意愿。

在中国古代社会,行医者的生命伦理道德准则很大部分出自于儒家学说的伦理观点。"医乃仁术"的医德古训,更是直接体现了儒家的人道主义情怀,儒家文化是人道主义文化,是指引现代医学职业道德的基础。"仁"是儒家道德思想体系中最完美、最高尚的人格境界,是古代知识阶层共同追求的人生目标。"仁"的观念在春秋时期已普遍流行,《国语》《左传》中已有记载,多从道德原则和治国之道立论,但比较零散,未成系统。孔子确立了"仁"的学术思想体系,其对"仁"最本质的解释,见于《论语·颜渊》中的"樊迟问仁。子曰:爱人。"即是"泛爱众",要求爱一切的人。孔子指出"仁爱"的表达方式是推己及人,"子贡曰:如有博施于民而能济众,何如?可谓仁乎?子曰:何事于仁,必也圣乎!尧舜其犹病诸?夫仁者,己欲立而立人,己欲达而达人。能近取譬,可谓人之方也已。"(《论语·雍也》)子贡说:"假若有一个人,他能给老百姓很多好处又能周济大众,怎么样?可以算是仁人了吗?"孔子说:"岂止是仁人,简直是圣人了!就连尧、舜都难以做到呢。所谓的仁,就是自己想别人怎么对待自己,就要怎么样对待别人,自己不想别人怎么样对待自己,自己就不要怎么样对待别人。"

其后,孟子继承发挥"仁"的思想,认为"人皆有不忍人之心""恻隐之心,仁之端也"。(《孟子·公孙丑》)孟子还将仁爱的范围扩大及物,"君子之于物也,爱之而弗仁;于民也,仁之而弗亲;亲亲而仁民,仁民而爱物。"就是说:"君子对于万物,爱惜它,但谈不上仁爱;对于百姓,仁爱,但谈不上亲爱。亲爱亲人而仁爱百姓,仁爱百姓而爱惜万物。"(《孟子·尽心上》)由孔孟奠基的儒家仁爱思想,构成了中医医德的主要内容。

医学的人道主义精神可以体现为"仁术"。中国古代医学早已深刻地认识到这一点,"仁"即"爱人",是儒家道德观念的核心。仁、义、理、智、信,以仁为首。儒家道德的所谓"仁",在行医过程中体现为医生用他的仁爱之术来体现出他的仁爱之德。儒家的"爱人"原则是把尊重人的生命放在首位,强调医者要以"仁"为本,拥有仁爱之德。

中医学者将这一道德理念融入医学领域中,并在中医学领域发挥其独特内涵。认为医学不仅仅是医疗技术的运用,更赋予医学以道德属性。历代医家禀承"大慈恻隐之心,誓愿普救含灵之苦",就是首先生发大慈大悲的同情心,发誓愿意普遍地救度百姓的病痛,"常怀拯物之心""专博施救拔之意",意思是经常怀着拯救百姓,专门对患病百姓进行救助的崇高信念。中医的从业者认为,"仁术"主要包含两方面含义:医心与医术。"医仁术也,其心仁,其术智,爱人好生为之仁,聪明权变为之智,仁有余而智不足,尚不失为诚厚之士,若智有余而仁不足,则流为欺世虚狂之徒。"历代医家对"仁术"的解释不尽相同,而内涵并无二致,"仁术"首先体现在医生高尚的医德境界,"医以治人为心,故曰医乃仁术""医当仁慈之术,须披发撄冠而往救之可也。否则焦濡之祸及,宁为仁人之安忍乎?""医何以仁术称?仁即天之理,生之原,通物我于无间也。医以活人为心,视人之病,犹己之病,凡有求治,当不啻救焚拯溺,风雨寒暑勿避,远近晨夜勿拘,贵贱贫富好恶亲疏勿问,即其病不可治,亦须竭心力以图万一之可生。是则此心便可彻天地、统万物,大公无我而几于圣矣。不如是,安得谓之医而以仁术称?""医仁术也,仁人君子,必笃于情。笃于情,则视人犹己,问其所苦,自无不到之处。""仁术"的理念反映中医对生命的高度尊重与敬畏态度,"仁术"内涵丰富,外延广泛,张一帖内科在这一道德观念基础上,对学医习业、行医施治、同道之间、医患之间、义利观念等具体内容,都有自己的见解与坚持。张舜华长年在乡下行医,当地流传的一句话"赶定潭",说的就是乡民患疾后,赶往张氏住地的匆忙情景。家学渊源,自身又如此勤奋,加上数十年锤炼而来的丰富经验,张舜华除了继承家学擅长治疗急性热病、劳力伤寒、湿温伤寒外,对于脾胃病、癫狂症、妇科病等诸多病种,以及服药的剂型选择、针灸的辅助作用等方面,也有很多的独到之处。

医乃仁术,无德不立。张一帖内科强调精进医术,更要求传人谨记对病人的仁德之心。20世纪50年代末,张舜华在一位中央领导的关怀下,毅然将家传秘方献出,以造福更多人民大众。此举获得了省卫生厅、新闻界的高度重视与表彰,此秘方也参加了省医药卫生优秀成果展览。这种不独守世医之技,无私的奉献精神,不也正是她医道、医德高尚的体现吗?从20世纪80年代开始,随着李济仁的名气越来越大,全国慕名来求医的人络绎不绝,包括很多海内外重症病人也纷纷前来求治。李济仁为免病家奔波之苦,同时考虑到很多外地病人负担不起路费,以及复诊困难,决定在闲余时间开始一种新的诊疗方式——函诊,且全部都是免费的。全国各地的病人给他写信,告诉他症状,然后他就给人回信。这些病患不知道,李老阅读和回复他们的求诊来信,花了多少心血。因为李老白天要忙教学和临床工作,没有时间,只有在夜深人静,家人都酣然入睡后,他才有时间思考,在灯下为病人开出处方。解决一个病人的问题,有的要两三封信,有的要十几封信。李济仁前前后后总共回复病人大概有几千封信。他还考虑到由于药物产地不同,南方的药可能北方缺,北方的药可能南方也缺。若遇病人难觅之药,他就亲自为其抓好寄去,不计劳苦。有时为了方便病人就医,他每逢出差讲学或参加学术会议,总是事先函告病人,约病人到时前去就诊。一些外地的重病者要找他面诊的,他都事先同其约好时间,不使病人徒劳往返。

李济仁在自身繁忙的教学、科研、诊务之余,进行义务函诊,常工作至深夜,且十余年如一日。这也正是他大医精诚、仁心仁术的行医宗旨的具体体现。

李老的医德高尚,对于病人,不论贫富贵贱,他都一视同仁,待人以诚,热情周到,百问不厌。每逢他返回故里,每天家中都是病人盈门,可他从不生厌,且不收取分文酬资。遇有贫苦无钱购药者,他还代付药款,颇受乡里乡亲赞许。

张舜华不仅医术精湛,医德也非常高尚,她对来诊的病人十分认真负责,精心治疗,其仁慈之心众人皆知。

张舜华没调到芜湖之前,在农村行医,连生完孩子后都没有休息,病人跪在家里,等她出诊,张老出于对病患的仁爱之心,不顾自己产后体虚,强撑着出诊为病人解除病痛。有一次她半夜出诊竟然把眼睛摔伤,造成日后视力下降。这样的高尚医德让人闻之落泪!1980年,张老被调至皖南医学院弋矶山医院中医科工作,当时,邻里乡亲自发相送,依依惜别。1998年,张老积劳成疾不幸中风,但她凭借自己坚强的毅力一直进行康复锻炼,就是为了能为病人看病。尽管行动已经非常不便,仍有许多病人慕名前来求医问药,最多的一次,半天就诊治了11人。

如今李济仁、张舜华夫妇年近90高龄,仍坚持工作在医疗卫生第一线,为传承与发扬祖传医术和祖国医学做出了突出贡献。他们坚持响应"向上向善"

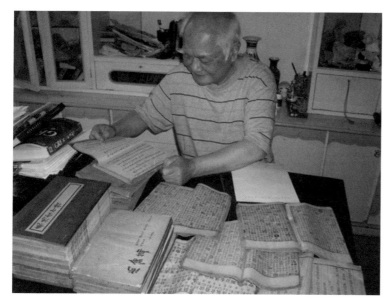

李济仁在研读古籍

的号召,每年定期回家乡义诊,多次捐赠字画给家乡的歙县博物馆、档案馆,并且在家乡为父老乡亲们修建了一座桥,这座桥被乡亲们亲切地称为"济舜桥"。

让人感慨良多的是,名满天下的大医,其经济条件往往也是非常一般的。不是他们不能获得丰厚的报酬,而是因为他们心怀治病救赢的仁心而无暇顾及为自己及家人谋划利益。验之于"张一帖"世家,这种特点也是非常鲜明的。"张一帖"家居定潭十几代,成年累月病人盈门,如果以当今社会的行情,恐怕其富庶程度当聚亿累万。而在张氏医门,不过中等人家而已。何以至此?这是因为对于看不起病的病人,张家不但不收其诊费药费,常常还要周济一点米粮,于是乎,原本应该获得报酬的问诊,反而变成有所支出的行善,这一进一出,就与致富无缘了。

## 四、勤俭持家、诚实守信的做事原则

作为中华民族传统美德的重要内容之一,勤俭持家、诚实守信,自古至今,从未过时。上至达官贵族,下至黎民百姓,尚节俭,戒奢靡,一直都是他们遵循的原则。无论是文人墨士,还是大将武士,也都时刻谨记这个家训。譬如,林则徐崇尚"俭"之家风,曾国藩以"勤"为人生第一要义,等等。不过最著名的要数《朱子家训》,虽说只有短短的五百多字,但是涉及勤劳、俭朴内容的就不下一百多字。书中告诫子弟"黎明即起,洒扫庭除""一粥一饭,当思来之不易;半丝半缕,恒念物力维艰"。延伸至今,"八荣八耻"已成为我们各行各业做人做事的行为准则。其中"以辛勤劳动为荣,以好逸恶劳为耻",更是充分肯定了勤俭持家这一中华民族亘古不变的传统。当然家风中除了每一个家庭成员勤俭持家之外,还应对内对外都要做到诚实守信。诚实守信是对一个公民最基本的道德要求和道德规范,是公民的第二张"身份证"。人无信不立。诚实守信是每一个公民最基本的道德底线,它也是我们知法守法的基础,更是我们进行社交的规则和建设和谐社会的前提。人之交往在于诚,世之安宁要靠信。国有诚信必兴,家有诚信必和,人有诚信必贤。各个阶层都要发扬诚实守信的美德,做官如果能够做到诚信,国家将会四海升平,社稷也会否极泰来;商人如果能够做到诚信,市场将会一片祥和,也会给商人带来巨大商机;百姓如果能够做到诚信,社会将会和谐发展,道德建设的车轮也会顺利前行;朋友之间如果能够做到诚信,那么将会结交一群挚友,为己所用。总而言之,诚实守信对他人、对社会、对国家都是有利无弊,意义非凡。

张舜华与李济仁共育有子女五人,李老于1958年就离家在安徽中医学院任教,难顾其家,家务就落在张舜华一个人身上,繁重程度可想而知。当时家中上有年迈老母,中有两个妹妹,下有五个小孩,一家十来口人。虽有老母亲帮着照看小孩、料理家务,但是由于母亲年老体衰,大部分家务还得靠她一人支撑。张舜华白天上班诊病,还兼任副院长职务,一心扑在事业上,下班时间就操持家务,每至深夜。每天从清晨一大早起床就开始忙碌,操心五个小孩上学、穿衣吃饭、一日三餐洗涮,一年三百六十五日,天天都是如此。这样的双重重担,对一般人来说很难应付,而张舜华以其坚强的意志,在艰难而繁重的生活中,体现了中国女性的传统美德,她勤俭持家,不畏生活的艰辛,不屈不挠,把家务事料理得停停当当、有条不紊,又不耽误上班看病。在那个年代,国家整体经济还处在一个初期发展的阶段,全国人民的工资普遍不高,张舜华仅靠自己和丈夫微薄的工资收入养活一家老小十来口人,甚属不易。张舜华一边支持李济仁在省城发展自己的事业,一边承担起一大家子的生活,吃穿用度,精打细算。为了不让李老担心家里,影响工作,张舜华从没有向李老诉过苦,再难再累,也一个人坚持了下来。

## 五、兄友弟恭、睦邻友好的处事方针

古代把夫妻、父子、兄弟看作是一家之亲,由此世世代代、繁衍生息,就是所谓的九族。兄弟本是血脉相连,本应情同手足,和睦相处。《史记·五帝本纪》中曰:"使布五教于四方,父义,母慈,兄友弟恭,子孝,内平外成。"这段话主要是讲社会当时所呈现出一片祥和、宁静的现象,这种现象产生的原因主要在于父慈子孝、兄友弟恭、夫妻之间互相尊重,举案齐眉。不过,我们应该注意的一点是,父慈子孝、兄友弟恭、夫义妻贤,形成这样的现象是有条件的,主要是建立在彼此之间相互尊重、相互体谅,在你来我往的基础上。具体说来就是,父亲爱儿子,儿子同样会回报父亲;哥哥对弟弟疼爱有加,弟弟也会尊重和敬爱哥哥;丈夫对妻子体谅和关怀,妻子也会对丈夫顺从和贤德。反之最终造成的结果则是"父不慈则子不孝,兄不友则弟不恭,夫不义则妇不顺矣"。一个家庭除了在内要父慈子孝、兄友弟恭、夫义妻贤之外,在外还应睦邻友好、团结和帮助乡里乡亲。这样不仅有利于家庭的和睦,也有利于邻里团结。所谓"远水难救近火,远亲不如近邻",讲的就是要讲求与邻为善,和睦相处,因为两家能够成为邻居是上天赐予的缘分,所以要珍惜。所谓邻居指的是凭借天然的地域环境,经过一定的历史时期、日久天长、房前屋后,逐步形成的一个守望相助、共同生活的小型群体。但是由于邻居的形成是自然的,其相互关系也是融洽的,处理好邻里之间的关系,事实就是处理好家庭和社会关系的一个缩影。

"爱人者,人恒爱之;敬人者,人恒敬之""老吾老以及人之老,幼吾幼以及人之幼",这些儒家传统思想为"张一帖"家族形成尊老爱幼、乐于助人的文化氛围,提供了良好的条件。不求回报、无私奉献的"张一帖"家族,受到这些思想潜移默化的感染熏陶。崇德向善,深植于"张一帖"家族成员的心灵,他们将重仁爱、讲友善,重情义、讲互助,重礼仪、讲孝敬,重诚信、讲承诺,重奉献、讲公益,重群体、讲谦让,重开拓、讲拼搏,重自强、讲勤奋,化为日常践履社会公德、职业道德、家庭美德和个人品德的实际行动,在看似平常的细微举动中体现了出来。

## 第三节
## 张一帖内科的非遗属性

### 一、非物质性

非物质文化通过口头讲述及亲身行为等动态方式来表现和传承，以表现和传承的动态性或活态性为其本质特征，具有民族的历史积淀和广泛而突出的代表性。这类文化遗产在形成以后，必须依靠人与人之间的传授和交流才能得到继承，并且随着社会和历史的发展而有所变化，具有可重复与可再生的特点，也就是说，通过人的各种活动，可以在不同的时间和空间表现出来。

非物质文化遗产与物质文化遗产尽管在本质上存在着巨大的差别，但两者也有着密不可分的联系。一方面，物质文化遗产给了非物质文化遗产以普遍传承的最大机会，两者往往拥有同一个栖息地、同一批原住民、同一个行政管理系统。另一方面，如果物质文化遗产失去了非物质文化遗产，就会失去对遗产保护的完整性、多样性、特殊性和真实性；而如果非物质文化遗产脱离了物质文化遗产，它就会失去物质依托和环境空间，同样有濒临灭绝的危险。可以说，非物质文化遗产与物质文化遗产共同承载了人类的文明。

具有460多年历史的张一帖内科家族流传至今，说明新安医学的事业正得到传承与弘扬，新安医家的家族链在新的时代还在延续。2008年6月14日，时值中国第三个非物质文化遗产日，中央电视台举办了盛大的《非物质文化遗产——中国记忆(我们的精神家园)》节目，节目中对作为祖国传统医学代表的张一帖内科进行了介绍，张一帖内科第十五代传人张其成教授作为唯一的中医医家的代表、也是"新安医家"唯一的代表应邀参加节目并接受了有关"张一帖"传承与发展的访谈。

张一帖内科作为国家非物质文化遗产中的中医药代表，自然也具有"非物质性"的特点，这种非物质性主要体现在历代医者对于张一帖内科精湛医技的传承。另外，张一帖内科有祖传器具及制品，末药、仙人拐、末药龛、研药缸、藏书如刊于清朝咸丰三年的孤本《神灸经纶》、"杏林家"牌匾、著名经学家吴承仕为其书写的对联"术著岐黄三世业,心涵雨露万家春"等。在"张一帖"传承近5个世纪的漫长岁月里,有着这些物质文化的功劳,也有其非物质文化的作用。如果没有这些物质文化的具体表现,那么想必张一帖内科要想传承这么久,估计也是很困难的。所以说,非物质文化遗产的传承在一定程度上还要依托物质文化遗产,因此不论是对物质文化遗产的保护,还是对非物质文化遗产的保护,都不是一件孤立的工作,都应当兼顾到与其相对应的非物质文化与物质文化。

## 二、传承性

非物质文化遗产具有历史传承性的特点,这种传承性不仅是超越时间的,而且是跨越空间的,并在历史中发展,也是一种历史,传承是非物质文化遗产的主要保持方式与手段。由历史形成的非物质文化遗产也会深刻地影响着人们的社会行为方式。它与物质文化不同,物质文化会随着历史的发展而过时,失去它的直接作用,但非物质文化中所蕴含的、代代相传的思维方式、价值观念、行为准则等却根深蒂固地潜藏着,这种潜藏的基因说不定在哪一天就会显露出来,这就是"文化遗传"的现象和规律。没有传承,就没有积累。非物质文化遗产的传承性又具有继承和发展两个方面,继承不是原封不动地承袭传统,而是有所淘汰、有所发扬,取其精华,去其糟粕。非物质文化遗产的传承必然要继承优秀的传统文化,并在继承的过程中不断推陈出新、革故鼎新,创造出体现时代精神的新文化。张一帖内科作为非物质文化遗产的典型代表,必然深深地带有文化传承性的烙印。

传承性是非物质文化遗产的主要特点之一,也是非物质文化得以流传至今的先决条件。非遗的传承主要靠群体或者个体代代口传心授来进行文化的传递,是当地人文观念和生活方式的传统体现,失去了传承,这项非遗也就难以存活下去,非遗的主要传承手段是师徒相传或者父子相袭,其传承载体是人,传承对象是某种特定的精神文化或者一门技艺。非遗的对象与载体的分离性导致整个传递的过程都是无形且抽象的,这些动态的、抽象的、无形的传递过程便是非遗的精神和核心价值所在。如果没有这些无形的传承,就没有非遗的薪火相传和发展的可能性。非遗的传承者往往能将代代相传的文化积累融入技艺之中,实现某一技艺的特色性发展,例如张一帖内科的传承者不仅需要熟练掌握临床诊治的各项技能, 还要熟练掌握医学的深厚理论和相应的本草知识,这些理论和知识往往是通过数百年的传承积累下来的经验,具有鲜明的特征性,这些经验对于诊治新安地区常见病、多发病非常具有针对性,也不是一代医者就能完成这样一个积累传承的过程。

传统的中医药学在几千年的历史长河中, 一直是中华民族用来治病、保健、养生的主要医学手段。哪怕是在现代医学日益发展的今天,传统中医药仍然被中国人民广泛地使用着,且具有强大的生命力,其中最重要的原因就是中国人民一直以来不仅非常重视对中医药技艺的传承, 还非常重视对中医药文化的传承。传统中医药学在几千年的应用、发展过程中,得到了比较完整的传承,从未间断。从古代到近代,中医药的知识与技艺主要是通过师传和家传,以口耳相传、口传心授的方式得以传承。中医药学的教育非常注重口传心授和因材施教,是一门实践性很强的学问,因此中医药的传承与临床实践的关系也就非常密切,又加之古代医药不分家的特点,如此人们对中医药的学习往往是医药兼顾,临床各科之间也没有明显的分界。

中国古代官方的中医教育始于南北朝时期的刘宋元嘉二十年, 其后的历朝历代均设有医疗管理和医学教育机构,以学校教育的形式公开传播中医药知识,如隋唐时期的太医署、宋代的太医局、明清时期的太医院等。虽然历朝均有官办的医学教育机构,但总体而言,师传和家传始终在医学教育中占据着主体地位, 是古代中医教育的基本形式和特征。“农之子常为农”“工之子常为工”,代代相传,形成了“族有世业”的局面。《周礼·考工记》中用“筑氏”“冶氏”“鬼氏”称呼百工,说明在东周时期个别职业已经发展成为家族世代相传的技艺了。医学发展成为家族世代相传的技艺,有明确记载并且广泛存在的家传模式至西汉时才出现。西汉的楼护从他父亲那里学医,他父亲被称为“世医”,可见这种家族世代为医的行为已经延续了很久。魏晋南北朝时期,家传的医学传承模式非常繁盛,如浙江的徐氏,八代行医,而这一时期,除徐家外,还有馆陶李氏、赵郡李氏、王氏、许氏、姚氏等较知名的医家,范汪、殷仲堪、王珉、羊欣、秦承祖等人也多出于医学世家。古语“医不三世,不服其药”,即没有家传背景的医家是不可靠的,又有云“三折肱方为良医”,宋代人注释说:“医学作为技艺,如果不是父祖传于子孙作为职业,那么医术就不会精湛。医术不精湛,他的药能服用吗?"古人对于医学家族世代相传的重要性,由此可见一斑。

家族传承的习医者从小就在良好的家庭医学氛围中成长,这样会培养学医者浓厚的学习兴趣。在跟随父兄的生活与学习中,耳濡目染,潜移默化,会较普通人容易掌握医学知识。同时,父辈对子辈的教导也会不遗余力,能尽传家族医技与秘方,不用担心教会徒弟、饿死师傅的事情发生。张一帖内科作为新安地区有明确家谱记载传承的名医世家,自然也是恪守着这样的传承方式。是父子也是师徒,生活圈子一致,接触频繁,教与学的风气都好,注重在实践中学习医术,注重医理的传授,强调掌握辨证论治原则,重视直观、形象地教学和临床实践,注重医德的培养。这些使得张一帖内科的医学理论得以不断地积累、传承和发展,不仅培养了民间急需的医疗卫生人才,还积累了丰富的中医教学经验与临床治病经验。

家传总给人很高明的感觉,古代将医术作为生存和立世的手艺,总要有一两个高招才能站住脚,尤其是历代前辈将其心得代代填充,应是经得起实践考验的。好的东西才会传下来,这种看家的手艺再怎么也不会告诉外人,总是留给自己的传人,因此传承者尽得真传。同时,为了在竞争中保持权威性,加之中医专利的不好操作和不易保密的特点,这种家术是不会轻易公开的,直至今日也是如此,这更增加了祖传的神秘色彩。难能可贵的是,李济仁将验方公之于众,足见其襟胸。家承师传与院校教育确有很大不同,院校教育是一种开放的学习方式,获得的知识是多方面的,比较适合现代社会。师徒家族的这种方式是小规模的,现在已不多见,师徒之间也是互相选择的,靠缘分,感情很深。但不管是什么样的出身,什么样的学习方式,最关键的还在于用心不用心,这是李济仁先生对中医后学的忠告。家族链可能是最大限度保持传统医学原貌的方式,为此李济仁第三子李梃放弃留在城市的机会,留守在家乡歙县定潭村,在现代社会于乡间诠释着"医在民间"的价值理念,传承着世代的精湛医术,为父老乡亲解除病痛。

## 三、活态性

传统的中医药学在流传千百年的过程当中,非常重视人的因素,无论是理论观念、辨证论治，还是方剂加减、药物炮制，还有针刺、推拿、艾灸等治疗手法，甚至包括临床中医药知识体系的继承、弘扬，都是一个动态的过程，都必须通过人的各种活动才能得以实现。在这个过程当中，人的主体活动是一个非常复杂的过程，其中包括了人创造物质文化和精神文化的过程。通过这些劳动创造，传统的中医药学不但实现了医学的首要且最重要的目标——治病救人，还把中华民族的世界观、人生观、价值观、审美观等都表达了出来。由于中医药学把中国优秀传统文化中的精神内涵、思维方式表达出来，从而间接地实现了更高层次的目标——安邦济世。传统中医药几千年的传承和发展过程，是一个大的动态过程。在这个大的动态过程中，人与自然的交流和谐，人与人的交流和谐，人与社会、历史的交流和谐，人与自己的交流和谐，包括不同文化之间的交流融合，都使得中医药学处于一个不断变化、发展、创新的过程，并且这个动态过程还继续不断地变化、发展、创新，这也体现了《礼记·大学》里说的"苟日新，日日新，又日新"的内涵。

张一帖内科能绵延400余年传承至今，世传的家传秘方"末药"在为病人治疗疾病的过程中发挥了不可替代的重要作用。"张一帖末药"由"张一帖"始祖张守仁研制，相传为异人所授，同时传有仙人拐、末药龛、研药缸等制作器具。"张一帖末药"由十八味药物组成，又称"十八罗汉"，针对新安地区、中国南方地域气候湿润、脾胃易伤的特点，因地制宜、就地取材，从调理后天之本的角度，采集新安地区道地药材，精心处方研制，具有理气和营、健胃宽中、扶助正气，防病患于未然之神效。"张一帖"后代又依据时令流转之不同，对"张一帖末药"分为春夏秋冬四季加减，其效益彰。"张一帖末药"不仅药物精良，而且是祖国医学因时、因地、因人制宜，"治未病"思想的实践结晶。

末药的制作工艺，运用末药的技巧，末药所包含的传统医药知识和中医文化积淀，以及对末药的认识、运用、创新、传承，都必须依靠张一帖内科的历代医者口传心授，否则末药配方可能不会传承到今天，或者出现传承缺失，末药的制作工艺也会逐渐失传。这些技术层面甚至是艺术层面内容的口传心授，可以说都体现了非物质文化遗产活态性的特点。

非物质文化遗产的展示价值并非主要通过物质形态体现出来，其文化内涵只有通过人的活动才能得以传承，属于人类行为的活动范畴，所附属的部分物质成果也只是其中的衍生产物。一些传统工艺如美术类的非物质文化遗产也是在动态的过程中才能得到展现，只有借助行动将这些艺术的制作过程进行展示，才能体现出非物质文化遗产的内在价值，真正起到展示的作用，非物质文化遗产展示的最大特征便是"动态"呈现。比如新安地区著名的徽雕艺术，在博物馆对徽雕艺术的展示基本上都是将作品进行静态展示，参观者在观看的时候往往看到的是和普通艺术雕刻一样的展品。而张一帖内科作为新安地区另一个非物质文化遗产的代表，它更是直接体现在医者为病人诊病的过程中，在这个诊疗的过程中，病人不仅能切身感受到精湛的医技给他们带来的身体上的变化，更能体会到医者对他们的仁爱救护之心，可以说整个治疗疾病的过程，不仅体现技术，更能触及张一帖内科的灵魂和实质性内容，至于祖传的"末药"反而不是那么夺人眼球了，它成为了历代张一帖内科传承者们为病人治病的一个物质载体了。

在长期临证的基础上，经代代传承者的研制与发展，张一帖内科积累了一批祖传验方，包括治疗心脏病的"归芎参芪麦味方"、治疗痹证的"清络饮"、治疗哮喘的"固本定喘汤"、治疗黄疸的"灵茵退黄方"、治疗血证的"凉血消癥汤"、治疗淋浊症的"苦参消浊汤"等效方达药。

## 四、变化性

中医药具有完整的理论知识和技术体系，在临床上得到了广泛而深入的应用，在长期的发展过程中，全国各地逐渐形成了多个各具特色的医学流派。早在秦汉时期，中医药就分为医经派和经方派；宋元以后，按学术思想主张不同来划分，有伤寒学派、河间学派、易水学派、攻邪学派、丹溪学派、温补学派、温病学派、中西医汇通学派等，其中温病学派又分为瘟疫派、温热派、湿热派等；按流传的地域来划分，则有新安学派、岭南学派等。此外，由于中医药的传承以师传和家传为主，因而形成了很多以家族为中心的医药世家。随着文化的传播和交流，中医药对国内一些少数民族的医药学也产生了较大的影响，其中对藏医和蒙医的影响尤为明显。如藏医的"三因"学说、"七大物质"、"三秽物"和蒙医的"三根学说""五元学说""白脉学说"等理论，就是受到了中医学的阴阳学说、五行学说、藏象学说、经络学说的影响，藏医和蒙医的一些治疗方法以及所运用的药物也与中医有相似之处。不仅如此，中医药还通过"丝绸之路"

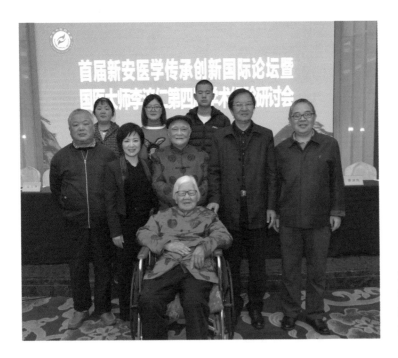

2018年12月,李老、张老与儿孙在首届新安医学传承创新国际论坛上合影

"海上丝绸之路"等途径,广泛传播到世界各地,与国外医学进行了多领域的交流,对周边国家,如朝鲜、日本、印度、越南等国的医药学产生了不同程度的影响。当然,外国的一些医药学知识也传到了中国,成为中医药文化的一部分。现在日本的汉方医学、韩国的韩医学等都是在中医药基础上形成和发展起来的。日本的汉方医学源自公元5世纪以后自中国和朝鲜传入日本的古代中医药学,其学术理论、临床实践与中国医药学基本一致,17世纪以后,又形成了汉医后世派、汉医古方派和汉医折中派,其中以《伤寒论》和《金匮要略》为学术基础的古方派成为汉方医学的主流,完成了中国医学的日本化,使日本医学独立发展并演变成为今天的汉方医学,并且取得了相当多的成就。韩国的韩医学在历史上也一直受到中医药的深刻影响,但韩医学在长期的历史发展过程中,并不是单纯地模仿中医,而是结合本国的国产药材、文化水平等具体国情,走上了独立发展的道路,并且具有一定的创造性。可以说,我国的藏医学、蒙医学,日本的汉方医学,韩国的韩医学等,都是中医药在不同地区的应用、发展和演变所产生的新的、独立的医学体系。它们的存在和发展说明了中医药强大的生命力。

同样,张一帖内科也有变化性,它由最初的主治劳力伤寒,到第十四代传人李济仁擅长治疗痹证、痿证、肿瘤,并在内、妇、儿科众多疑难杂病的临床治疗中也积累了丰富的经验,再到第十五代传人张其成从文化角度来弘扬中医药,李标从现代生物医学角度来研究中医药,李梢从分子生物学角度研究中医药的新技术新方法,可以说都体现了张一帖内科作为非物质文化遗产的变化性。

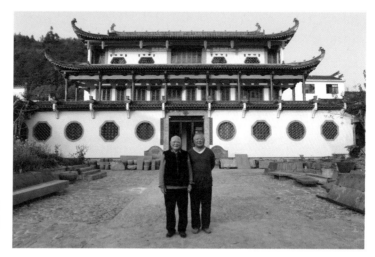

李梃与父亲李济仁在新安国医博物馆前留影

## 五、地域性

任何一个族群或文化团体都有自己特定的生产生活方式与活动的地域,自然环境、文化环境对任何一个村落都有很大影响,进而会在此基础上形成区域性的文化特征。作为文化的重要组成,非物质文化遗产也是在一定的地域内产生的,与区域环境息息相关。任一区域独特的自然生态环境、文化传统、宗教信仰、生产力水平都会对生活在区域内的村落居民产生影响,也决定了区域文化的特点和传承。

地域性就是指非遗所体现的某个地域的自然及人文的深刻"烙印",这种"烙印"具有唯一性与可识别性,正所谓"一方水土养育一方人",特定地域所独有的自然环境及当地居民所形成的独特的思维方式等地域性因素,都能够影响非遗的文化特征。地域性既是一个空间性概念同时也兼具时间性因素,从共时性和历时性的角度来讲,无论哪种非遗都是地域性自然生态环境、文化传统以及生活习俗的综合作用结果。如果离开了具体的地域性因素,非遗便失去了生存的"养分"和"土壤",这些"养分"和"土壤"便是地域符号价值的充分体现。张一帖内科所在的歙县,自古以来就是新安地区的中心区域,由于自然地理环境条件的影响,一直保持着自己独特的区域文化特性。

中医药起源于中国,它的哲学观念、思想方法,大多是中国传统文化的产物;它所运用的药物,大多是中国境内生长的植物、动物以及开采的矿物及其加工品;它所服务的对象,是生活在中国这片土地上的人们。因此,中医药作为中华民族的主流医学,主要应用于中国汉族以及部分少数民族居住区。今天,随着经济、文化的飞速发展,交通、信息的高度便利,中医药已被传播到世界各地,造福全人类。

新安医学的教育和传承方式是家族传承、师承相授,且以家族传承为主。父子相袭、兄弟相授、祖孙相承、世代业医的"家族链"现象十分明显。新安医学自从明、清以来医学名家频出,世传的医学世家比比皆是,各擅所长。有专家研究统计,自北宋以来,世医家传3代以上至15代乃至30多代的家传名医"家族链"有63家,记载名医300余人,许多名医世家传承至今。如黄孝通的"黄氏妇科",明代余午亭和吴正伦的"内科","新安王氏医学",郑于丰、郑于蕃创始的"南园喉科""西园喉科",等等。从明嘉靖年代张守仁开始,由于其医术精湛,常常一帖(剂)而愈,被称为"张一帖",此后世代相传,由张根桂到张舜华、李济仁,已经传承14代,久盛不衰,成为新安医学家族链的典型代表。这种世家传承多达十几代几百年,在其他地区是很少见的。

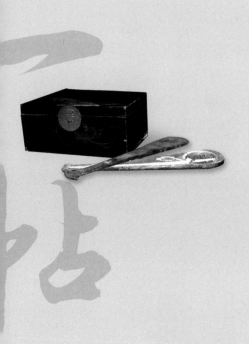

张一帖内科薪火相传几百年,其核心在于"传承"二字。而传承中医和中医文化也是李济仁一直以来身体力行的准则,50多年来,李济仁不仅培养了以全小林院士、李梢教授为代表的数百名中医骨干,一家5个子女也全部从事与中医临床、研究相关的职业。孩子们从事相关工作,实际上都是受父亲的影响。老两口与5个子女构成名医世家"家族链",更突破家传围规,培养指导了一批研究生作为"张一帖"世医传人,形成一个博士团队。细算下来,加上李济仁夫妇,这一家子"兄妹四博导,两代七教授"。

李济仁的长子张其成是北京中医药大学教授,博士生导师,著名国学专家,传统文化的传播者,"国学养生第一人";二女李艳,教授,博士生导师,首届国医大师李济仁学术继承人,国家非遗张一帖内科第十五代传人,国家级重点学科"中医痹病学"学科带头人,全国第六批名老中医学术经验继承人指导老师,皖南医学院中医学教研室主任,皖南医学院弋矶山医院中医科主任;三子李梃大学毕业后在当地经营诊所,继续"张一帖"家传,以实际行动诠释着"医在民间"的价值理念;四子李标是中国科学院博士、博导,德国洪堡学者,目前在美国工作,担任高级科学家,侧重于从微纳米的角度,探索研究生物医药的机理;幼子李梢是北京中医药大学中医内科学博士,师从王永炎院士和李衍达院士,现为清华大学教授、博士生导师,他以中医的"证"为突破口,开辟"中医药生物信息学""系统生物学与中医药现代化"研究方向,受到中医学界的极大关注。"兄妹四博导,两代七教授","张一帖"不再是一支单传,而是满堂芳菲。

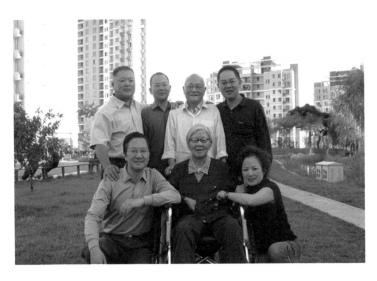

李济仁、张舜华与五个子女们

走进李梃在定潭创建的新安国医博物馆，"孝悌忠信、礼义廉耻、自强精进、厚德中和"的"张一帖"家训赫然入目。家训、家规、家风，几个儿女从小牢记于心，即便漂洋过海，也从未忘怀。常年奔忙的李、张夫妇并没有强迫子女学习，甚至没有要求他们一定要从医，但他们一生勤于探究、严于律己、仁心济世的处事风格已经深深影响了子女们的一生。

安徽省文联主席吴雪题联二首："国医大师、国家非遗、国家杰青、全国文明家庭、全国家规示范、全国最美医生、全国政协委员，一门为国称国士；名家传承、名校博士、名院教授、扬名新安医学、扬名中医药学、扬名传统医学、扬名前沿科学，四代声名当名流。""四子一女十孙一曾孙同奉二老，其乐融融；五博九硕八医七教授共承一帖，乃心拳拳。"

<h2>第一节</h2>

## 著名国学家张其成

长子张其成(1959年生)，李济仁、张舜华长子，北京大学哲学博士，北京中医药大学教授、博士生导师，北京中医药大学国学院创院院长、中医药文化研究院创院院长，张其成国学基金发起人，北京张其成中医发展基金会理事长，享受国务院政府特殊津贴，第十二届、第十三届全国政协委员。先后担任国际易学联合会常务副会长兼医易养生委员会会长，中华炎黄文化研究会副会长，世界中医药学会联合会中医药文化委员会会长，中华中医药学会中医药文化分会主任委员，中国哲学史学会中医哲学专委会会长，中国自然辩证法研究会易学与科学委员会理事长，北京国际医药促进会第七届理事会会长。教育部

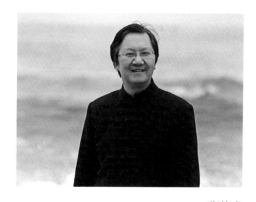

张其成

高等学校哲学专业教学指导委员会委员，国家中医药管理局中医文化重点学科带头人，北京市重点学科中医人文学学科带头人，北京中医文化研究重点基地首席专家，国家中医药管理局"治未病"健康工程咨询专家，国家中医药管理局中医药文化建设与科普专家委员会委员，国家中医药管理局中医药改革发展专家咨询委员会委员。

张其成1993年荣获国家教委霍英东教育基金青年教师奖，1994年被评为"南京中医药大学首届十佳青年""江苏省高校优秀青年骨干教师"。2009年被搜狐网评选为"当代四大国学大师"之一，被誉为"当代最具影响力的国学修心导师"。2019年被人民网评选为"健康中国十大年度人物""国学养生第一人"。2019年被微博评为"十大影响力国学大V"，2020年获国学界至高成就奖——"汤用彤国学奖"。

张其成是中医哲学和中医药文化学学科主要奠基人和学科带头人，是第一位中医哲学(中医文化学)专业博士生导师。主编第一部国家级规划教材《中医哲学基础》、第一部国家卫计委规划教材《中医文化学》。发表了我国第一篇被SSCI收录的中医养生研究论文，在核心期刊发表论文150多篇，出版相关学术专著30余部。在中医哲学、中医文化学、中医与国学的研究方面取得重要成果。

张其成教授在国内首次提出了"国学管理"的概念，是周易心智管理模式的创建人。他通晓易理易术，以"易"融贯儒、释、道、医。他研发的"修心开智管理系统""知变应变决策系统""五行识人用人系统"合理简单，行之有效。在清华大学、北京大学、复旦大学、浙江大学，以及蒙牛集团、华为集团、哈工大集团等知名企业举办了数百场培训，同时担任十余家大型企业的董事长顾问，为国学在企业的传承和应用做出了重要的贡献。他主编了我国第一部《易学大辞典》和《易经应用大百科》，出版多部易学专著《易道主干》《易图探秘》《易学与中医学》《象数易学》《易经感悟》《周易人生智慧》《五行识人》《管理大智慧》等；出版全解国学经典系列专著《张其成全解周易》《张其成全解道德经》《张其成全解论语》《张其成全解六祖坛经》《张其成全解太乙金华宗旨》《张其成全解黄帝内经》；出版国学养生系列专著《黄帝内经养生大道》《道家养生大道》《佛家养生大道》《儒家养生大道》《易经养生大道》《中华养生智慧》《金丹养生的秘密》《修心养生》《一本书学会中医养生》《北京养生文化》《张其成精气神养生法》；出版中医思想文化系列《中医生命哲学》《中医象数思维》《中医文化精神》

《中医五行新探》《中医阴阳新论》等多部专著。

张其成随母姓，1976年，17岁的张其成作为知青被下放到安徽歙县插队落户。恢复高考第一年，他考入徽州师专，毕业后分配到铜陵市第八中学任教。1983年张其成考入安徽教育学院中文系，1985年毕业后又考进北京中医药大学，三年后获得医学硕士学位。此后，他在南京中医药大学任教6年，1994年考入北京大学哲学系，获哲学博士学位，后又回到北京中医药大学，跟随王洪图先生研究《黄帝内经》，是我国首位研究《黄帝内经》的博士后。春秋几十载，张其成从插队知青成长为博士后学者，正如他自娱时所写的对联那样："孤灯一盏映古纸九叠，徒壁六虚拂清风两袖。"这正是他甘于寂寞勤奋读书、学习、写作的写照。张其成主编的我国第一部大型易学工具书、170万字的《易学大辞典》，以及其姐妹篇、140万字的《易学应用大百科》，是他多年来研究易、文、医、道的结晶，图书出版后行销海内外，十分抢手。张其成作为我国著名的易医学家，在学术研究上的突出成就，使他荣获第四届（1993年）国家教委霍英东基金会青年教师奖、北京大学立青奖、全国医古文优秀论文奖等，并获安徽省自然科学三等奖；被英国的《世界名人辞典》《国际杰出成就人物》等书收录。1997年张其成首创"易道主干——易为主干，三教互补"学说，以易融贯儒释道，援易入医，开展易医研究，创立中医文化学科。主编第一部国家级研究生教材《中医哲学基础》和《中华传统文化概论》。首次提出"国学管理"和"国学养生"的概念，首创"修心开智管理模式""五行识人用人系统""三宝五心养生法"，并创办了全国第一个个人国学网站和第一家导师制书院。

张其成教授回忆儿时生活，感触良多："小时候在父母教导下，我开始学医，背《汤头歌诀》《药性赋》，每天放学回家都要制作祖传'十八罗汉末药'，先将药材炒到一定火候，然后要舂、要磨。至今想起仿佛还能闻到末药的香味。"

张其成教授精研国学五家经典，倡导"国学五经，修心开智"。为弘扬中华文化、构建心灵家园，张其成从2004年开始在北京大学、清华大学、中国人民大学等著名高校担任国学课程特邀教授，并独立开设了国学五经弟子班，他也是目前全国唯一系统讲授国学五家经典（《易经》《论语》《道德经》《坛经》《内经》）的国学导师。2011年张其成发起设立"张其成国学基金"，2019年北京市民政局正式批准成立"北京张其成中医发展基金会"，用以资助青少年传承国学文化、传承中医文化。同时，他还在中央电视台、凤凰卫视、北京卫视、安徽卫视等电视媒体传播国学与国医文化,具有较大的社会影响力。

张其成教授是国家社科基金重大项目"以中医药文化助推中华优秀传统文化复兴研究"的首席专家,该项目总体研究框架为:从中医药文化的三个层面(精神文化、行为文化、物质文化)和两个维度(纵向"传下去"、横向"传出去")出发探讨助推中华优秀传统文化复兴的途径。此外张其成还主持国家社科基金重点项目、北京市社科基金重点项目、教育部人文社科规划项目、国家中医药管理局科研项目等多项国家级、省部级重点项目,完成多项科研成果,先后获省部级以上成果奖5次,优秀著作奖8次。张其成教授主编的国家卫计委"十三五"规划教材《中医文化学》被评为人民卫生出版社2017年度"质量效益奖(产品类)"人卫好书奖优秀教材,由他主编的《中医哲学基础》被评为北京市高等教育精品教材。他独自撰写的著作《中医生命哲学》被评为"2017年度最受欢迎的中医药十大好书",《张其成全解周易》被评为"2017年度十大国学好书",《张其成全解太乙金华宗旨》被评为"2018年度十大国学好书"。他和美国芝加哥大学冯珠娣教授合著的《万物·生命——当代北京市民养生》获美国东亚人类协会优秀图书奖。

作为全国政协委员,张其成教授积极履行自己的职责,向两会提出"关于以中医药文化助推健康中国建设的建议""关于确立轩辕黄帝为中华民族精神标识的建议""关于扶持中医药文化事业和文化产业发展的建议"等一系列提案。

张其成教授曾多次登上中央电视台中文国际频道《文明之旅》节目,为观众们解密中华文化的源头《周易》里的人生智慧和养生智慧。两次在河南卫视《对话中原》节目中,为观众们讲述《中医的智慧》和《传统文化的魅力》。他在喜马拉雅开设的两门音频课程《张其成讲易经》《张其成讲黄帝内经》,广受听众喜爱,累计播放量将近4 000万,其中《张其成讲易经》名列国学类精品课播放量第一名。

为传承传播中医药文化,张其成国学基金捐赠50万元在北京中医药大学研究生院设立"张其成国医奖学金",奖励在中医经典理论研究、中医药文献研究及中医药文化传播中做出成绩的研究生。该奖学金每年奖励10万,共计5年,其中国医传承奖10名,每人奖励5 000元;国医传播奖15名,每人奖励3 000元。

由张其成国学基金捐款500万元发起的义建张其成数字图书馆公益项目,

从2013年5月开始筹备,于2014年在辽宁省、青海省、烟台市援建了100家数字图书馆,预计10年间受益人数可达上百万人。另由张其成国学基金联合好特早基金于2013年9月共同开展的"暖阳"资助计划在沈阳大学也正式启动。"暖阳"资助计划针对的是沈阳大学汉语言文学(含师范类)、历史学专业的在校学生,选取品学兼优、家庭经济状况相对困难的学生进行资助,旨在引导上进、激励成才、弘扬国学、回报社会。

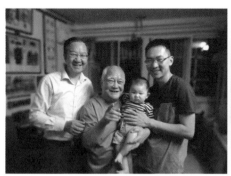

2017年5月,李济仁、张其成、张一畅、张孚维四代相聚

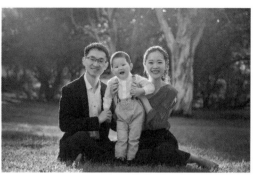

李济仁、张舜华长孙张一畅一家合影

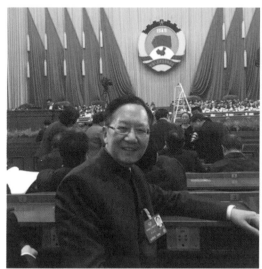

张其成参加全国政协会议

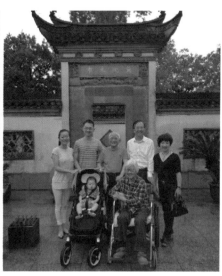

2017年5月,张一畅一家从澳大利亚回芜湖看望爷爷奶奶,四世同堂,其乐融融

# 第二节

## 蕙质兰心名中医李艳

次女李艳（1961年出生），本科学历，医学学士，皖南医学院弋矶山医院中医科主任医师、教授，广州中医药大学兼职博士生导师，安徽省名中医，北京中医药大学国学院客座教授。国家中医药管理局"国医大师李济仁工作室"主任、国家中医药管理局"十二五"重点学科"中医痹病学"学科及安徽省"十二五"中医重点专科中医痹病学科带头人，皖南医学院中医学教研室主任，皖南医学院弋矶山医院中医科主任。为国医大师李济仁学术继承人，国家级非物质文化遗产张一帖内科第十五代传承人，安徽省"十二五"中医临床学术和技术第一层次带头人，皖南医学院弋矶山医院学术和技术带头人。

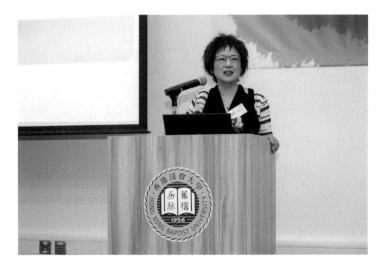

2011年李艳在香港浸会大学做学术报告

现任安徽省中医药学会风湿病专业委员会副主任委员，世界中医药联合会风湿病专业委员会第一届理事会理事，中华中医药学会中医药文化分会常务委员，中华中医药学会风湿病分会委员，2011年12月担任安徽省药学会膏方专业委员会第一届常务委员，2014年11月开始担任安徽省中医学会常务理事及世界中医药学会联合会方药量效研究委员会常务理事，2014年12月担任芜湖市中医药学会副理事长,2015年8月担任中国民族医药学会首届脾胃病分会常务委员及安徽省首届中医药学会学术委员会委员。

李艳是李济仁、张舜华的次女,出身于中医世家,热爱中医药事业,系皖南医学院教授、主任医师、博士研究生导师、国医大师工作室主任,长期随父应诊,多有创新,擅长痹证、痿证、乳糜尿、心血管疾病、肿瘤及妇科等难治性疾病的治疗。在中医临床、科研、教学中均取得了突出成绩。2011年8月由她主持申报的"风湿痹病"获安徽省"十二五"省级中医重点专科专病建设项目。2012年8月由她主持申报的"中医痹病学"又获国家级重点学科建设项目。

李艳说:"从小,父母一天到晚在家就是看书,我们也就跟着受熏陶,觉得除了看书以外就没别的事情可做了。家庭的原因,让我们一大家子都喜欢上了中医。"她还说:"打我记事起,就跟着母亲到处给人看病。不管白天黑夜,只要有人来求诊,母亲哪怕正吃着饭,也会放下碗筷给人看病。""耳濡目染,我从小爱闻药香,最喜欢看到病人医好后快乐的样子。"李艳清楚地记得,小时候父亲常常告诫他们:"发愤读书终有益,飘摇游戏总无功。"

李艳跟在李老身边学医近40年,是李济仁临床医术的主要传承人之一,每逢父亲出诊,李艳都习惯性地陪在身边。每位病人,李艳都要先看一次,然后父亲再看一次。虽说是父女,可李艳在医院还是喜欢与父亲以师徒相称。如今的李艳尽得李济仁医术的真传,现在已经是弋矶山医院的中医科主任,也是中医痹病学国家重点学科的带头人。

李艳在中医临床、教学、科研领域都取得了丰硕的成果。

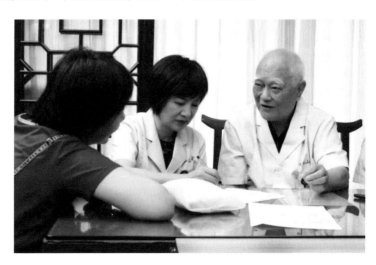

李艳与父亲李济仁同台坐诊

李艳从事中医临床工作近40年,继承新安医学诊治经验并多有创新,临床上擅治痹证(风湿病)、痿证、胃病、肾病、肿瘤、冠心病和妇科等疑难疾病,特别是在风湿病的治疗上,经过多年的临床实践,不断总结经验,提出了风湿病"寒热三期疗法"等特色诊治方法,明显提高了治疗有效率。现在,有从北京、上海、广州、深圳、内蒙古、新疆等地前来求诊的病人众多,且她所在医院的知名专家门诊号也是一号难求。

教学方面,自1990年以来,李艳每年都承担皖南医学院临床本科生的教学任务。她教学认真负责,讲课生动,得到学生的广泛好评。

2000年李艳被遴选为首批硕士学位授予点"中医基础理论"专业硕士研究生导师,作为研究生导师,至今已培养毕业和在研研究生24名、全国第六批名老中医学术继承人2名、全国第四批中医优秀人才4名、省名中医带徒3名。2006年10月,李艳被评为"皖南医学院附属弋矶山医院优秀教师"。

科研方面,近年来由她独立或作为第一作者分别在国家级核心期刊《中国中西医结合杂志》《中华中医药杂志》《中医杂志》以及《北京中医药大学学报》《吉林中医药》杂志等发表学术论文40余篇,以第一或通讯作者发表SCI论文5篇。

由李艳担任主编的著作共23部,分别是2010年8月人民军医出版社出版的《李济仁临证医案存真》,2011年6月科学出版社出版的《李济仁医论医验选集》,2011年9月中国医药科技出版社出版的《国医大师临床经验实录·国医大师李济仁》和《中国百年百名中医临床家丛书·国医大师李济仁》,2013年5月人民军医出版社出版的《李济仁杏轩医案选粹》,2014年6月科学出版社出版的《李济仁痹证研究传承集》等。

由李艳担任副主编的著作有5部,分别是2004年6月中国中医药出版社出版的《中国百年百名中医临床家——李济仁、张舜华》,2010年4月江苏科学技术出版社出版的《四库全书伤寒类医著集成》丛书,2010年12月北京科技出版社出版的《国医双馨》,2011年8月人民军医出版社出版的《中医名家肿瘤证治精析》等5部。

由李艳参编的著作共8部,分别是1987年安徽科学技术出版社出版的《痹证通论》,1990年安徽科学技术出版社出版的《新安名医考》(获首届全国中医医史文献图书及医学工具书优秀奖),1990年上海科技出版社出版的《名老中医肿瘤验案辑按》,1990年安徽科学技术出版社出版的《中医时间医学》,1990

年安徽科学技术出版社出版的《新安医籍丛刊》（获第九届华东六省一市优秀科技图书一等奖）。

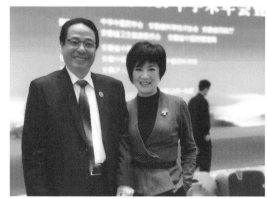

李艳与国医大师孙光荣在学术会议上合影

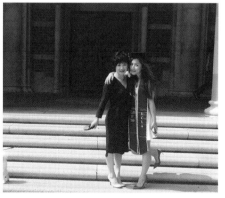

李艳在美国洛杉矶参加女儿肖心雨加州大学洛杉矶分校毕业典礼

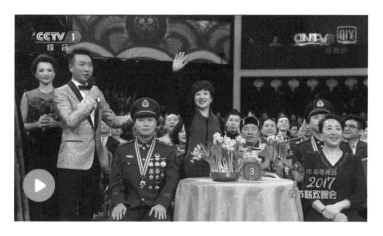

李艳作为首届全国文明家庭代表，参加2017年春节联欢晚会

　　主编教材1部，是2013年5月人民军医出版社出版的全国高等医学院校西医专业本科规划教材《中医学》。

　　李艳致力于应用现代科学的有关方法与技术，进行风湿病等疑难疾病中医辨证论治的机理研究。2003年，李艳作为主要研究人员参加国家自然科学基金重点研究项目"类风湿关节炎寒热证候的基因组信息学基础研究"，该项目顺利完成结题，李艳作为第一作者在国家级核心期刊《中国中西医结合杂志》上发表了2篇研究论文。2011年由她主持省级项目安徽省科技厅科技攻关项目"益肾清络活血方对类风湿关节炎痰瘀互结证的疗效观察",2015年7月该项目通过安徽省科技厅的评审,顺利结项,有关内容在省级以上期刊发表相关论文4篇。

2006年李艳主持皖南医学院中青年科研基金重点项目"风湿病的寒热三期新疗法研究",其研究成果以独著或第一作者在《北京中医药大学学报——中医临床版》《吉林中医药》《中医药临床杂志》上发表学术论文3篇,作为通讯作者在《辽宁中医药大学学报》上发表论文1篇。

2010年12月皖南医学院成立国家中医药管理局"国医大师李济仁工作室",李艳作为该工作室负责人,2014年11月带领工作室团队以华东地区第一名的成绩通过国家中医药管理局的验收。

2003年李艳作为主要研究人员参与高校省级教学研究重点项目"中医形体医理学课程及其对相关研究生培养作用的研究"。2008年4月获皖南医学院教学成果三等奖,有关成果由李艳作为第一作者在《吉林中医药》等杂志上发表。

2012年李艳主持皖南医学院弋矶山医院2012年"三新"项目(重点项目)"新安医方清络饮治疗活动期类风湿关节炎的治疗观察"。

2002年8月李艳参与的"新安医家治疗急危难重病证经验的研究"获安徽省科学技术进步三等奖。2002年12月她参与的"痹病(类风湿关节炎)从络辨治及寒热方证的机理研究"获北京市科学技术三等奖。2008年4月她参与的"中西医结合心脑病、风湿类风湿病节律及择时用药研究",获芜湖市科学技术二等奖。2008年4月她参与的"中医形体医理学课程及其对相关研究生培养作用的研究",获皖南医学院教学成果三等奖。2011年3月8日获芜湖市"三八"红旗手称号,并获得"芜湖市十大女杰之优秀女科技带头人"入围奖。2014年由她主持的科研项目获皖南医学院弋矶山医院科技三等奖。

2017年,新安医学代表人物国医大师李济仁的中医学术思想传承与应用研究,获安徽省中医药科学技术三等奖。2018年11月,李艳主持的"国医大师李济仁治疗思想的传承与创新"获安徽省人民政府科技进步二等奖。2018年,李艳主编的《李济仁痹证研究传承集》获中华中医药学会著作三等奖。

李艳多次参加国内外学术交流,2011年4月25日至5月2日,参加由中国台湾工业技术研究院生医与医材研究所邀请的,由国家卫计委副部长、中医药管理局局长王国强带队的第三届两岸中医药学术高层论坛,并在会议上以"国医大师李济仁的养生之道"为题做了报告。2013年11月2日至8日,参加香港浸会大学和澳门大学学术会议,并在大会上做了题为"李济仁教授论治痹与痿"及"国医大师谈养生"的学术报告。2014年7月受美国范德堡大学丁肇华教授的邀请,参观学习了范德堡大学医学院及核医学研究中心。

近五年来,李艳多次主持举办了国医大师李济仁治痹经验的传承与创新大会,其中2018年12月在黄山市举办的首届新安医学传承发展国际论坛暨国医大师李济仁第四届学术经验研讨会,参会者有来自意大利、日本、中国香港、中国澳门及中国内地的著名学者500余名,会议非常成功,得到参会者的一致好评。

李艳能取得今天这样辉煌的成就,可以说受父亲李济仁和母亲张舜华的影响是非常巨大的。

---

## 第三节
## 原生态张一帖内科李梃

---

如今,象征着460余年"张一帖"衣钵的祖传末药药罐也交到了第十五代传人、李济仁三子李梃的手中。

李梃(1963年出生),李济仁、张舜华三子,毕业于安徽中医学院。"张一帖"第十五代衣钵传人,歙县定潭"世传张一帖诊所"所长。李梃留在歙县定潭村承继家学,发展祖业。临床擅长中医内科胃肠疾病、风湿病、肝肾疾患等疑难疾病的治疗,医术高超,闻名省内外。中央电视台、《中国中医药报》等媒体多次报道李梃医术高超、治病救人的光荣事迹。其事迹被《中国中医药报》评价为:"在现代社会于乡间诠释着'医在民间'的价值理念,值得敬仰。"李梃于2007年投资创办歙县新安国医博物馆,是全国首位为新安医学创办博物馆的非遗传承人。2013年安徽黄山市文物局批复同意成立"新安国医博物馆",2015年该馆被评为黄山市非物质文化遗产传习基地,现已竣工并正式对外开放。2017年由歙县纪委组织拍摄的家规家训专题片《安徽歙县"张一帖":大医精诚  传家有道》

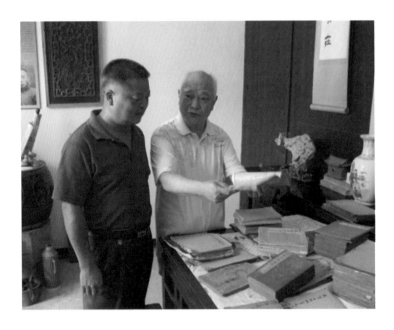

李济仁指导李梃
读医书

登上中央纪委监察部网站,并荣获安徽新闻奖一等奖。2018年"张一帖内科疗法传承与发展示范基地建设"获得黄山特色人才亮剑行动优秀项目,同年"张一帖"获得"安徽老字号"称号。2019年新安国医博物馆获批为县级首批政德教育基地,同年李梃被授予黄山市徽州百工勋章。

20世纪70年代,李老由于工作关系要调往芜湖工作,要在那里落户生活,可是"张一帖"在歙县传承了几百年,二老不想在老家断了传承,就把当时刚满17岁的三儿子李梃留在了定潭。李梃虽然心里并不十分情愿,但也没有违抗父母之命,安心留在了定潭老家潜心研究医术。草药自己上山采,药丸自己炮制,时不时还打电话向父亲请教医术上的问题,很快就适应了乡村医生的生活,并且能独当一面,为乡亲们解除病痛。

如今,李梃是歙县附近最有名的中医大夫之一。十里八乡的村民都愿意找他看病,一个原因是李梃医技高,另一个原因就是其诊费低,药品价格也低,而这一切都是父亲李济仁的要求。

如今李梃对父母当年强行把他留在农村传承"张一帖"的事早已释怀,在他看来,"张一帖"能够以古老的方式在他身上传承下来,是一件很有成就感的事。一方面是保住传承,另一方面还要创新发展。可以说,造福乡里,让更多的人认可中医,受惠于中医,是李梃最大的心愿。

　　李梴说："现在罐子由我保管,在我们这个地方加工末药,具体的工作就是由我来做。"现在,秉承家训的李梴不仅在家乡挑起了"张一帖"的匾牌行医,还靠自己的力量,开始在村里修建"张一帖"纪念馆,恢复原来的家族祠堂。几年来,他坚持每天带着孩子们外出采药,他说他要像当年父亲培养自己那样,将祖传的医学一代一代传承下去。

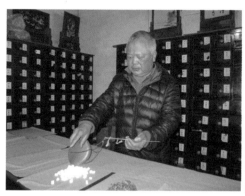
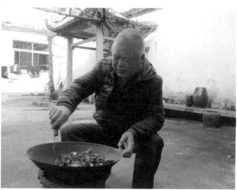

李梴工作中　　　　　　　　　　　　　　　　　　　　李梴制药

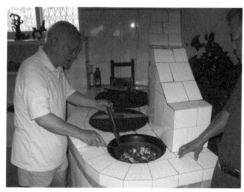
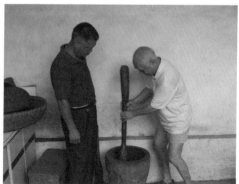

李济仁指导李梴制作末药

# 第四节
## 国际知名科学家李标

四子李标，是中国科学院物理学博士，德国慕尼黑科技大学洪堡学者，香港科技大学访问学者，美国公司项目主管、首席工程师及高级科学家。

李标1967年7月出生于歙县定潭村。年幼的他热爱学习、善于思考，九岁就会联句。曾因在小升初的考试中解答出一道刁钻的数学题而闻名于乡里，同时也以满分的成绩被歙县中学录取。后来转学到芜湖，并成功考上芜湖市重点高中芜湖一中。三年后，他在高考时又取得了安徽省语文成绩第一名的好成绩。

李标1985年考入四川大学物理系，毕业后免试攻读中科院半导体所、四川大学的硕士学位，1992年攻读中科院上海技术物理研究所红外物理国家实验室的博士学位，师从著名物理学家汤定元院士和褚君浩院士。他28岁获得中科院上海技术物理研究所博士学位。同年又破格晋升为副研究员，承担国家、省部级课题6项，获中科院自然科学奖二等奖、三等奖各一次，在国际学术会议上做口头报告数次，在国际性刊物发表论文60余篇。据2000年的统计数字显示，其SCI论文引用率在中国科学院系统列第六位。1996年即被聘为 *Journal of Applied Physics*、*Applied Physics Letters* 杂志的审稿人，1997年任《红外与毫米波学报》的编委。

中国自古就有"读万卷书，行万里路"的说法，而李标的求学过程可以说是很好地诠释了这个理念。李标1998年赴香港科技大学做访问学者，从事微纳米技术的研究。1999年李标在美国MEMS'99会议上做口头报告，同年5月受德

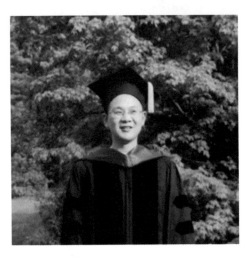

1995年李标博士
学位照

国洪堡基金会的邀请,被遴选为德国洪堡学者,赴德国慕尼黑技术大学及奔驰汽车公司(欧洲航太集团)工作,2000年受到德国总统的接见。洪堡基金由德意志学术交流中心创立,为世界各国的杰出科学家提供在德国从事科研的机会。至2018年,共有55名洪堡学者获得了诺贝尔奖。中国科学院院长路甬祥、副院长严义埙、教育部副部长韦钰等都曾获得洪堡奖学金的资助。

2001年,李标赴美国工作,先后在不同的公司担任项目主管、首席工程师及高级科学家等职务,负责美国军方及企业多项课题的研发,并取得系列成果。部分成果被收入*MEMS*手册及美国约翰·霍普金斯大学的讲义,美国*Photonics Spectra*杂志还发专文对此进行了报道。李标共担任11种国际杂志的审稿人,曾获美国陆军研究中心研究奖、夫朗霍夫特殊研究发展奖、波士顿大学技术发展奖、洪堡研究会奖等奖项。

李标多年来在国际学术界的突出贡献也得到了国际顶尖级人物的鼎立举荐,包括前美国国防部次长、洪堡基金美国分会主任、Lam集团中国地区副总裁、美国波士顿大学光电中心主任、美国瑞德希富德公司总裁、美国弗劳恩霍夫可持续能源系统中心科学主任、美国弗劳恩霍夫制造创新中心执行总裁、美国Foster-Miller公司项目主管、美国工程管理协会主席、*Applied Physics Letters*主编、*Journal of Applied Physics*主编、*Sensors and Actuators A*主编,等等,都曾以书面形式对他的工作予以高度评价。

虽然李标大学学的是理科专业,但他对文科也涉猎颇深。他不仅发表了诸

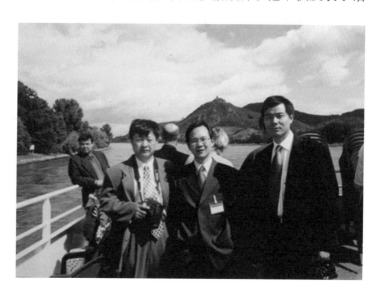

李标(中)与其他洪堡学者在莱茵河的游轮上,等待德国总统的接见

多中医现代化方面的论文，还在23岁那年助其大哥张其成完成了《易学大辞典》的编纂工作。李老每次介绍这个儿子也总是说"文好啰"。

李标的成长历程与父母的言传身教息息相关。小时候，母亲白天经常出诊，只有在晚上才有时间，经常在煤油灯下一边做针线一边讲一些故事，那也是孩子们最开心的时候。那时父亲在芜湖工作，一年只回定潭老家两三次。父亲有午睡的习惯，每次午睡前都会说："写五页毛笔字，等一会儿我要检查。"李标每次都认认真真地写完。正如《弟子规》中所说："父母命，行勿懒。父母教，需敬听。"小时候从父母身上继承来的自律习惯让他终生受益。

李标每到一个国家都会邀父亲过来，父子俩一起游山玩水。李老每次需要楹联的时候也会想到国外的这个儿子，就像小时候布置练字一样交代任务并要求他限时完成。正因为如此，李标虽在异国他乡，中文水平却并没有退步。他所拟的一幅"张一帖"对联为：源北宋始大明承民国悬壶杏林一龛一拐传一帖，家新安诊南北名四方济世华夏双国双医称双馨。

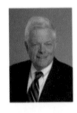 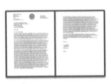

*"Dr. Li's work... is extremely innovative"*
*"His proposal will be one of the largest awards we intend on making this year"*

美国前国防部次长曾高度评价李标的工作

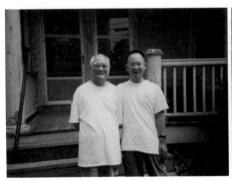

2002年父亲李济仁第一次到美国，父子俩在纽约奥尔巴尼公寓前留影

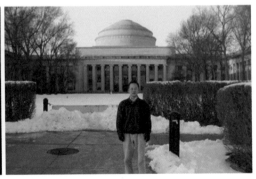

2002年李标落户波士顿，在麻省理工学院前留影

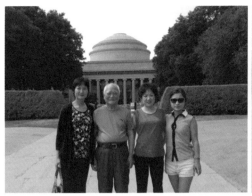

2014年三代人再游麻省理工

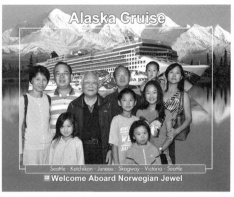

2017年父亲李济仁在五弟李梢一家的陪同下第四次来美,祖孙三代一起畅游阿拉斯加

# 第五节
## 清华大学长聘教授李梢

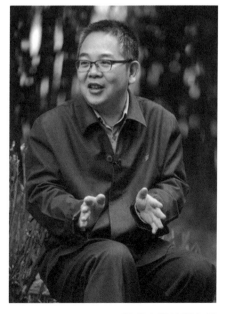

清华大学教授李梢

五子李梢(1973年出生)系"中医药网络药理学"开拓者,清华大学长聘教授、博士生导师,清华信息国家实验室中医药交叉研究中心主任、生物信息学研究部副主任,兼任世界中医药学会联合会网络药理学专业委员会会长、中国药理学会网络药理学会副主任委员、中国研究型医院学会生物标志物专委会副主任委员。李梢开辟了网络药理学、中医药人工智能新方向,致力于智能化、精准化解决中医药传承发展和胃癌等重大疾病防治难题。为国家杰出青年科学基金获得者、国

家"万人计划"科技创新领军人才、科技部中青年科技创新领军人才,主持国家自然科学基金重点项目、重大研究计划项目等十余项,在Cell子刊等发表150余篇论文,多篇论文被评为F1000"杰出论文""必读论文"、Nature China亮点论文,申请和授权专利30余项。成果入选"2019中国生物信息学十大应用""2019中华中医药学会十大学术热点""2014世界中医药十大新闻",还被《华尔街日报》长篇报道和头条推荐,被美国国立卫生研究院/国家肿瘤研究所(NIH/NCI)等专家评价为中医药系统生物学、网络药理学研究的"开拓者"。获李时珍医药创新奖、国家科技进步二等奖、国家教学成果二等奖等奖励。

李梢于1995年7月获北京中医药大学中医学专业医学学士学位;学士毕业后同年攻读父亲的硕士学位,随诊三载,承继家学;1998年攻读北京中医药大学中医内科学博士学位,师从王永炎院士。2001年9月,进入清华大学自动化系"控制科学与工程"博士后流动站,从事"生物信息学与中医药现代化"的交叉学科研究,合作导师为李衍达院士。

曾获全国百篇优秀博士学位论文(2003,为当年中医药学科唯一获得者)、国家科技进步二等奖(2004)、教育部新世纪优秀人才(2007)、清华大学先进工作者(2008)、茅以升青年科技奖(2009)、国家教学成果二等奖(2009)、国家杰出青年科学基金(2012,为当年中医药学科唯一获得者、"中医药学研究新技术和新方法"领域首位获得者)。兼任国家自然科学基金委第十四届医学科学部专家评审组成员、Nature出版社Scientific Reports、ECAM、JTCM、CJIM、CJNM等SCI刊物编委。2012—2013年作为客座主编,首次在国际刊物Evidence-based Complementary and Alternative Medicine组织"中药网络药理学"专刊,2013年作为领衔科学家主持中国科协第86期网络药理学新观点新学说学术沙龙,2014年组织出版首部网络药理学文集《网络药理学——中药现代化的新思路与新方法》(中国科学技术出版社),2015年应邀为Science传统医学增刊撰写中药网络药理学论文。

李梢是网络药理学,尤其是中医药网络药理学的开拓者。他在提出"网络靶标"理论、创建网络药理学关键技术、开创中药网络药理学上做出了重要贡献,也在中医寒热证候的生物学基础,以及六味地黄方、清络饮、葛根芩连汤等中药方剂的网络调节机制等研究方面取得了一系列突破性成果。

重视传统,却不拘泥于规矩,对医术精益求精,在子女们眼中,李济仁眼界开阔,思想豁达。"中医不能封闭着传承,有创新才有发展,发展好才能发扬光大。"李济仁一直鼓励子女勇于探索未知,用现代方式来传承和研究中医。2001年李梢在北京中医药大学博士毕业以后,并没有去当一名中医,而是在李济仁的引导下,去了清华大学自动化系的生物信息研究所。

李梢认为中医药和生物分子网络有着密切的关系,于是跟随信息学家李衍达院士做博士后,开始接触模式识别、人工智能这一领域,做生物信息学和中医现代化的大跨度交叉学科研究。一个传统中医去搞计算机自动化运算,如此巨大的跨界,想想就知道有多困难。最初几年,李梢的科研工作可以说筚路蓝缕,困难重重,幸好有父亲李济仁的支持与鼓励,给了他巨大的信心和动力。为了支持李梢在科学的路上走得更远,李济仁把自己常用的800多个有效处方汇集成册,分门别类供李梢参考。李梢在这800多个处方中找出了核心用药成分,之后通过网络化计算,用实验确定到底哪些成分对病证有效,终于在中医理论中的寒热方向找到了突破点。李梢先是证明了中医里寒证热证的存在,又找到了寒热菌群的区别,再通过中药成分区分治疗,最后确定药效成分。这种研究的有关方法学和应用研究结果被李梢整理出来后,在多家国际重要学术刊物上发表,并获得了中国和美国的发明专利。1999年、2002年李梢相继提出了"中医证候与分子网络相关""中药方剂疗效机理在于网络调节"的假说,在此基础上经过多年不懈探索,提出了"生物网络靶标"的新理论,研制了一套具有自主知识产权的中医药网络药理学关键技术,并利用这套技术较好地阐释了中医寒热理论的生物学基础和六味地黄丸等典型中药方剂的疗效机理。

2014年11月4日,美国《华尔街日报》用两个版面刊发了以"古老疗法的新资料"为题的长篇报道,突出介绍了李梢课题组在中医药网络药理学和系统生物学方向上的有关成果,并在头版头条以"实验室中的东西方交融"为题做了推荐。该成果通过建立复杂生物系统的网络分析方法,发现慢性胃炎典型寒热证病人代谢与免疫分子网络失衡的特征、相关生物标志物和舌苔差异菌群,突破了中医客观化、微观化的难点,为中医药个体化诊疗提供了科学证据,为科学理解中医药特色内涵提供了一条新途径。"中医的整体观和网络药理学、系统生物学的研究理念是一脉相承的。中医发展,既不能丢掉自身特色,也要去探索新方法,与时俱进。"当天的报纸一出,李梢就打电话告诉李济仁,那一刻他最想向父亲分享他的喜悦。

美国国立卫生研究院/国家肿瘤研究所(NIH/NCI)肿瘤补充与替代医学办公室专家撰文评价李梢是中医药和系统生物学、网络药理学研究的"开拓者"，2016年，李梢被邀请到NIH/NCI做专题报告。随后，NIH/NCI、哈佛医学院、耶鲁大学、约翰霍普金斯大学、MD安德森癌症中心等权威机构的专家联合在JNCI发布了《肿瘤补充与替代医学研究战略》白皮书，其中两次引证李梢课题组在胃炎寒热证分子网络、六味地黄丸网络调节作用、中药网络靶标模型的三项研究成果，由此强调通过应用现代计算和生物信息学、网络药理学、人工智能等方法，对于理解天然产物复杂的作用机制和转化研究"有极大帮助"，对于临床试验设计"至关重要"。

李梢指出，未来随着中医国际化程度的不断加深，科学有效是中医走向国际的重要保证。只有真正维护人类健康，为医疗和科技发展做出贡献，中医才会更好地被大家认可和接受，挑战才能转变成机遇，中医才会发展得越来越好。

我国消化道恶性肿瘤的发病率总体呈逐年升高趋势，结直肠癌、胃癌、肝癌均是我国五大常见肿瘤，发病率和死亡率位居肿瘤前列。从生物分子网络角度来认识炎癌转化和肿瘤发生的内在机理，有助于克服以往单靶标研究模式的局限，从而从系统的角度进行肿瘤的精准预防，促进肿瘤"治未病"。然而，达到这个目标的一个关键在于，如何构建并深入分析炎癌转化生物分子网络，揭示网络中具有协同效应的关键模块？这一问题不仅是复杂疾病防治的重要问题，也是以网络为靶标实施有效干预，阐释中药多靶点协同作用机制，促进多靶点药物发现的共性问题，受到系统生物学、网络药理学等前沿领域的高度关注。

李梢课题组长期致力于网络药理学、生物信息学与中医药现代化研究，提出了"网络靶标"理论，创建了一套高精度的网络药理学智能算法，并在炎癌转化和中医寒热证分子网络、中药网络调节机制等方面取得了系列成果。近日，该课题组进一步提出了一条计算与实验相结合、以"网络计算—组合干预—协同模块"为特点的生物分子网络研究新方法，为深入分析复杂疾病分子网络，并以网络为靶标发现多靶点药物，尤其是中药成分的协同效应提供了新途径，也为网络药理学研究方法开拓了新方向。上述成果在国际合成生物学领域权威刊物ACS Synthetic Biology上作为封面文章发表，并入选2019中华中医药学会十大学术热点。

该文主要通过计算构建炎癌转化的生物分子网络，发现了网络调控机制和协同功能模块，在此基础上预测出可用于治疗炎癌转化的中药有效成分。研究中，作者提出了一个整合计算预测和实验分析的系统性方法，用于发现消化系统炎癌转化过程中的协同功能模块。首先，利用李梢课题组自主研制的、基于网络的全基因组致病基因预测方法CIPHER进行炎、癌相关基因预测，结合消化系统不同部位（胃、肠和肝）、不同阶段（正常人、炎症和癌症病人）的公共基因表达谱数据，筛选消化系统炎癌转化的候选基因集，构建出炎癌转化关键分子网络。然后，使用TGFβ1诱导的肠上皮细胞恶性转化细胞模型和新的CRISPR-Cas9组合干预策略，识别出炎癌转化关键分子网络中的差异遗传相互作用网络模块，揭示了显著差异的基因之间的功能协同特征。研究发现了肠炎细胞恶性转化过程中基因功能之间的协同效应，明确了协同功能模块对肠炎细胞恶性转化的重要影响。结果表明，免疫—增殖或代谢—增殖协同功能模块可能作为炎症诱导肿瘤发生的早期组合靶点，可作为识别炎癌转化风险的早期生物标志物。进而以炎癌转化关键分子网络中的协同功能模块为干预靶标，从中医经典名方六味地黄丸及其类方中，识别出能够干预代谢—免疫等协同作用模块、抑制肠炎细胞恶性转化的多种中药成分。该研究结果为李梢课题组前期提出的胃炎癌转化"代谢—免疫网络失衡"假说提供了重要佐证，为揭示中药多成分协同作用提供了新依据，同时，基于"网络计算—组合干预—协同模块"的生物分子网络研究新方法，为肿瘤等复杂疾病的精准防治探索了一条新途径。

《黄帝内经》认为："正气内存，邪不可干。""扶正"是中医药防治疾病的一个重要特色，很好地体现了中医学注重调节、而非对抗的诊疗智慧，在肿瘤等重大疾病的治疗中应用广泛。然而，中药具有成分多、作用机制复杂等特点，扶正类中药的疗效机制目前仍不清楚。

李梢课题组通过进一步发展网络药理学方法，建立了参芪扶正丸、六味地黄丸等常见方药调节肿瘤和免疫关键通路的分子图谱。该研究采用自主研制的drugCIPHER算法，预测了47种常用中药所含1 446种成分的靶标谱，并采用基于高通量测序的基因表达高通量检测技术HTS2并行化检测了其中166种中药成分干预420个肿瘤或免疫相关基因的表达谱，同时分析了133种中药成分的公共活性数据，从而综合绘制了扶正中药成分调节肿瘤和免疫相关生物网络的分子图谱，较为系统地阐释了扶正类中药的作用机制。该研究发现，扶正中药成分的靶标显著富集在自然杀伤细胞、抗原提呈等免疫相关通路，人参、黄芪、六味地黄所含成分能够显著上调自然杀伤细胞、T细胞等通路的基因表达，且部分扶正中药成分能抑制细胞周期、凋亡等肿瘤信号通路的基因表达，并通过体内外实验，验证了没食子酰芍药苷等成分的抗肿瘤活性。该研究为揭示扶正中药的作用机理、促进中药精准化提供了方向，提示扶正中药在肿瘤预防、肿瘤免疫调节方面具有进一步研发的重要价值。

2018年4月22日至26日，由国家网信办、国家发展改革委、工信部、福建省政府共同主办的"首届数字中国建设峰会"在福州隆重召开，该峰会的主题是"以信息化驱动现代化，加快建设数字中国"。清华大学李梢课题组携"清华自主核心技术促进中医药伟大复兴和重大疾病智慧防控"成果亮相峰会，该展示通过视频、展板和智能应用等形式，在两个场馆集中展出。

中医药学是整体性、个性化的医学，如何建立符合中医药整体特色的科学方法与技术，却是长期以来中医药研究的瓶颈问题，这不是照搬现有的"单基因、单靶点、单药物"研究模式就能解决的。李梢课题组率先提出了从信息与系统的角度，发掘中医药生物学基础和科学内涵、促进中医药创新发展的新理论、新方法，打造了大数据、人工智能、生物信息时代的中医药"核芯"技术。

李梢取得的主要成果和学术影响有：

建立一套支撑中西医病证与方药研究的网络药理学关键技术，获中国发明专利授权，代表论文被*Nature China*两次作为亮点报道。被网络生物学奠基人Barabási在*Nature Reviews Genetics*的文章（Barabáai et al., 2011）中评为"确实深入到药物研究领域的网络药理学方法、疾病基因预测的代表方法"，被系统生物学奠基人Hood院士、陈竺院士等评价为系统医学的标志方法之一。美国西奈山医学中心药理系主任Iyengar教授在*Annual Review of Pharmacology and Toxicology*的文章中将该技术列为基于网络预测药物靶标的两种代表方法之一，被Springer《系统生物学百科全书》评为"网络药理学的完美例证"（Nacher & Schwartz, 2013）。哈佛医学院肿瘤系统生物学中心主任Vidal教授在*Cell*（Vidal et al., 2011），美国科学院院士Tony Pawson在*Science Signaling*（So et al., 2015）等文章中也对此予以好评。

提出"网络靶标"理论,创新中医药研究方法,获美国、中国发明专利授权,代表论文被国际"千名医学家"(F1000)推荐为网络药理学必读论文。美国工程院外籍院士Sang Yup Lee在*Nature Biotechnology*, 英国肿瘤研究所副主任Workman教授在*Nature Biotechnology*,美国哥伦比亚大学医学中心Tatonetti教授在*Science Translational Medicine*中均对此予以高度评价, 还得到美国NIH替代医学办公室咨询委员会主席、美国马里兰大学整合医学中心主任Brian Berman教授,传统卫生系统全球倡议组织主席、牛津大学医学院Gerard Bodeker教授, 美国生药学会前主席Cordell教授, 美国国际本土植物疗法研究中心共同主任Folk教授,美国工程院院士、麻省理工学院Wittrup教授等人的好评。

在中医寒热证的生物分子网络研究上取得系列成果,2篇入选ESI高被引论文,被国家自然科学基金委中医药重大研究计划选为优秀代表成果;我国首届国医大师周仲瑛等在对50多年来中医证候研究的回顾中对此予以高度评价,国际同行在*Nature*亚洲传统医学增刊中评价其为率先开展的中医药系统生物学研究;还被美国《华尔街日报》以"古老疗法的新资料"为题作为头条长篇报道,入选"2014年世界中医药十大新闻"。

在六味地黄方、清络饮等中药方剂的网络药理学研究上取得系列成果,代表论文被国际系统生物学主要刊物*Molecular BioSystems*选为封面论文,4篇入选ESI高被引论文。天津药物研究院刘昌孝院士,中国中医科学院张伯礼院士、陈可冀院士,中国医学科学院药用植物研究所肖培根院士等在论文中对此予以好评。《中国天然药物》主编、中国药学会副理事长吴晓明教授和吴春福教授以全文篇幅刊发专题评述文章, 评价李梢为"中药网络药理学的开拓者""领先科学家"。

李梢课题组2019年发现胃癌极早期细胞, 建立胃癌中西医智能与精准防治系统,在*Cell*子刊发表,获得系列发明专利,入选"2019中国生物信息学十大应用""2019年度单细胞测序领域最受关注科研进展"。2020年与协和医院合作发现胰腺癌精准化疗生物标志物,被《柳叶刀》子刊*EBioMedcine*作为封面论文发表。

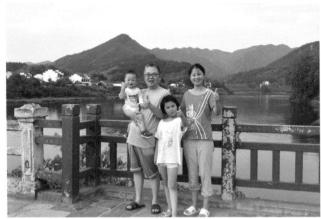

五子李梢一家

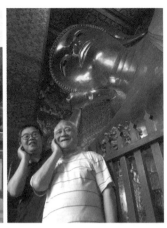

2017年2月,李梢陪同父亲
参观泰国曼谷卧佛寺

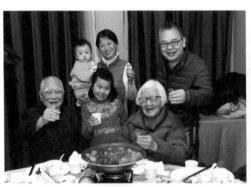

2020年春节期间,李梢一家陪同父母

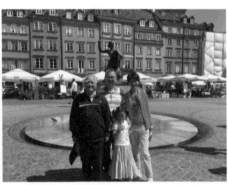

2017年7月,李梢一家陪同父亲在波兰
华沙的美人鱼像前

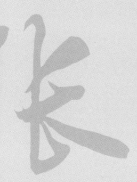

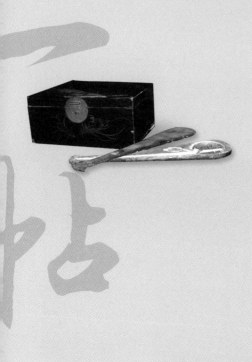

第六章

张一帖内科当代作为

　　新安医学享有明清时期中国医药学"硅谷"之美誉，是祖国医学宝库的重要组成部分。在新安医学的世医"家族链"中，以内科为主的"张一帖"家族被认为是历史最悠久、当代影响最大的家族之一。从明朝嘉靖年间"张一帖"得名算起，代代为医，传承至今已有460多年的历史。

# 第一节
## 传承教育

　　和祖训的保守传承不同，李济仁从没想着把医术"留"在自己手上，不管是子女还是学生，只要诚心学习中医，他都会倾囊相授。"一个人医术再好，能治多少人？不要保守，让更多人能学会治病，给更多的人治病，这就是为医的目的。"如今李老的弟子遍布各地，他们中有糖尿病专家，有方剂学专家。无论医理还是临床，他们在中医学领域均有颇多建树。

　　李济仁长子张其成回忆，小时候，父亲常常告诫他们"发愤读书终有益，飘摇游戏总无功"，并鼓励和支持他们自由探索未知。父亲曾在中医院、综合医院以及中医学院和医学院工作，眼界开阔，胸襟豁达，对中医与西医相互补充、共同发展有独特见解，还鼓励他们用现代方式来研究中医，希望在传统与现代之间找到平衡和突破口。李济仁的这些思想对孩子们以后的事业选择影响很大，如今5位子女分别从文化、临

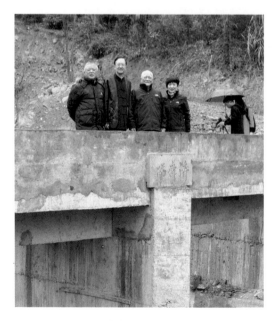

李济仁、张舜华出资建造的济舜桥

床、科研的角度,传承光大祖国医学,并从定潭小镇走向全国乃至世界。

李济仁依靠自己的勤学苦读、转益多师,医术水平不断长进,逐渐成为一方小有名气的中医大夫。1955年8月,已是徽歙医界青年翘楚的李济仁,以优异的成绩考取了安徽中医进修学校(安徽中医学院前身)师资班学习,1958年8月因成绩突出,再次被选派到安徽中医学院《内经》师资班学习,同年即奉命调入歙县人民医院工作,年底又被选拔到安徽中医学院任教。在短短一年多时间里,他从乡村走进县城,又由县城走进省城,步入高等学府的殿堂,成为同侪中的佼佼者。正是在党和国家的中医政策引领下,好学上进的青年李济仁,从黄山脚下、新安江畔的穷山沟里,一步一个脚印地攀登,终于迈上了中医药学教学、医疗和科研的崇高岗位。在学校他主讲《内经》《中国医学史》两门课。后来他在读到钱穆《朱子新学案·朱子读书法》一文时,对"宽著期限,紧著课程"的教学法感同身受,期限宽就不会着急,课程紧就不会懈怠。他上课时从不带讲稿、不看提纲,但却条理分明,学生们听得如醉如痴,如沐春风。李济仁用带着浓浓歙南乡音的普通话,把深奥难懂的《内经》讲解得生动风趣、通俗易懂,师生员工对他无不由衷折服。当人们向他请教学习的诀窍时,他拿出厚厚一摞教案、读书笔记和心得,又拿出《内经》《伤寒杂病论》《金匮要略》等原著,只见上面丹黄满目,密密麻麻加满眉批、旁注和按语,使人顿悟"梅花香自苦寒来"的真谛。

李济仁在这个岗位上兢兢业业、刻苦钻研、不辱使命,"把最难懂的《内经》讲活了",这是1961年《光明日报》对他教学方法给予的高度评价。1965年,勤奋好学的李济仁被推选为安徽省青年联合委员会第三届委员会常务委员,并获"安徽省社会主义建设先进教师"荣誉称号。机遇总是垂青于有准备的人,1965年6月至1966年6月,他又作为安徽省代表到北京中医学院《内经》师资班学习,并参加了《中医基础理论》《内经》等首批卫生部高校规划教材的编写工作。

改革开放后,1978年9月邓小平做出批示"一定要为中医创造良好的发展与提高的物质条件",1982年发展"传统医药"被写入《中华人民共和国宪法》,同年卫生部召开了著名的衡阳会议,1985年国家领导层明确做出了"要把中医和西医摆在同等重要的地位""中医不能丢"的指示,1986年成立了国家中医药管理局,1991年制定了"中西医并重"的卫生工作方针,各省中医学院相继恢复,县城成立了中医医院,中医事业的发展进入了第二个春天。这时的李济仁,以只争朝夕的精神夜以继日地工作,研读岐黄备教案,博考深思创新解。他沉湎于中医教学、医疗和科研工作,精勤不倦,取得一系列的丰硕成果。1981年作为全国首批7名《内经》专业指导老师,李济仁开始招收硕士研究生,培养研究生22名,指导高级学徒2名。1991年由他主编的《杏轩医案并按》《新安名医考》,获首届全国中医医史、文献图书及医学工具书铜奖和优秀奖。1994年他与余瀛鳌、王乐匋共同主编的《新安医籍丛刊》,获第九届华东六省一市优秀科技图书一等奖。他所主持的科研课题获省科学技术奖3项,获高校与卫生厅科学技术奖2项,其中"中医时间医学系统理论与应用研究"获1994年安徽省科技进步奖三等奖,"新安名医考证研究"获1994年安徽省高校科技进步奖二等奖、1997年安徽省自然科学三等奖,"名老中医治疗肿瘤的经验和理论研究"获1997年安徽省科学技术成果奖,"新安医家治疗急危难重症经验的研究"获2000年安徽省高校科技进步二等奖、2002年安徽省科学技术三等奖。2018年参加的"国医大师李济仁治痹思想的传承与创新"获安徽省科技进步二等奖。自1979年《赤脚医生杂志》头版头条发表他的学术论文后,至今他已发表学术论文100多篇,撰写《济仁医录》《痿病通论》《痹证通论》《大医精要》等学术专著14部。1991年7月李济仁被确定为首批全国名老中医学术经验继承人指导老师,全国500名名老中医专家,获首批国务院政府特殊津贴。1995年7月,先生作为首批全国500名名老中医专家的十位代表之一,在人民大会堂受到了中央领导的亲切接见。

李济仁在《内经》教学中,就感慨孔子教育思想的真谛,不仅总结出《内经》本身内含的"因材施教、启发诱导、辨异求同、由博返约"教学理念,而且还归纳出一套行之有效的《内经》教学方法,并将其灵活运用于教学实践中。如运用比较法以提高学生辨异、求同的思辨能力,运用探索学术发展源流的方法,今古相比,古为今用,以今证古,以微见著。他要求学生"览观杂学",多读广采,只有上知天文,下知地理,中晓人事,才能全面科学地把握中医学理论。同时自己在授课时经常结合经文的讲解,注重培养学生抽象、概括的思维能力。《内经》把对知识咀嚼、消化、吸收的过程称为"约方""夫约方者,犹约囊也。囊满而弗约,则输泄,方成弗约,则神与弗俱"。因此他反复强调,学到的知识不提炼、概括、总结,就会杂乱不精,运用起来就不能出神入化。博学只有约取,才能在杂乱纷繁的知识中理出头绪,抽出精髓,这是驾驭知识的一种能力。

1978年,李老被国务院学位委员会批准为首批有硕士学位授予权的《内经》专业导师。他深知，作为导师，不仅要传道，更要注重引导，因此很重视培养研究生独立思考、质疑解难的能力，启发他们要迅速吸收最新科研成果，以丰富完善中医理论体系。他还要求研究生从事大量的临床实践，以实践来检验、修正、丰富理论。自1979年以来，李老先后带了20余名研究生，由于教学得法，学生基础知识都比较扎实，并已在研究领域或工作岗位上有所成就。

弟子仝小林，1956年1月出生，李济仁教授的硕士研究生，后获南京中医药大学内科博士学位。现为中国中医科学院广安门医院副院长，国家中医药管理局内分泌重点学科带头人，中国中医科学院首席研究员，科技部"973"计划首席科学家，中国科学院院士、主任医师、博士生导师，糖尿病专家。兼职中华中医药学会糖尿病专业委员会主任委员，中华中医药学会博士学术研究分会主任委员，中央保健局健康咨询委员会委员，中国国家图书馆专家咨询委员会委员，中央人民广播电台医学顾问。2019年新晋中国科学院院士。主持编写《糖尿病中医防治指南》及《糖尿病中医防治国家标准》。主编《糖络杂病论》《重剂起沉疴》《疑难病中医治疗及研究》《中医博士临证精华》《SARS中医诊疗与研究》等医学著作10余部。发表学术论文300余篇。由其研制的治疗焦虑失眠的"眠虑安"即将上市，治疗老年性夜尿多的"缩泉灵"已进入Ⅲ期临床，并进行了治疗糖尿病的"糖敏灵丸""清热降浊方"的新药研发工作，这两种药物已被列为国家创新药物。目前已获得国家专利28项，转让专利及新药处方14项。培养博士后9名、博士16名、硕士28名。

仝小林教授多年来一直致力于胰岛素抵抗的中医药作用机制研究，代谢综合征的中医临床研究，糖尿病微血管并发症的防治研究工作。主持的国家级科研有：激素对大鼠糖耐量的影响机制及中药的干预作用（科技部课题），水蛭对糖尿病大鼠微血管并发症的干预作用及机理研究（国家自然科学基金课题），代谢综合征的临床研究（北京市科委首发基金课题），胰岛素抵抗早期与血管内皮功能紊

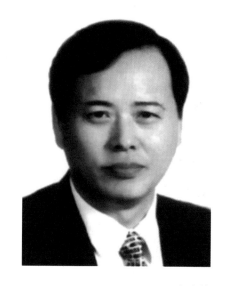

仝小林

乱的关系以及中药的防治研究(国家中医药管理局课题)等。发表论文150余篇,出版医学著作7部。

仝小林教授创新性提出"中满内热"是肥胖型2型糖尿病核心病机的"脾瘅"理论,对2型糖尿病的治疗取得了良好的疗效。他通过研究现代糖尿病的临床特点、治疗干预、演变过程,并结合《黄帝内经》中有关消渴的论述,提出糖尿病郁、热、虚、损四大阶段和络病贯穿始末的病程演变过程,形成了"肥、糖、络"整体治疗的辨治体系,指出了消膏转浊,开郁清热,苦酸制甜,辛开苦降,全程、早期治络的五大治法,并从整体、细胞、分子不同层次阐明了开郁清热法的降糖作用机理及防治血管并发症的作用机制。他还协助30余家医院成立中医糖尿病专科门诊,主持国家中医药管理局标准化项目,制定了《糖尿病中医防治指南》。开发出具有明显降糖、降脂、改善血流变及增加胰岛敏感性功效的糖敏灵丸,防治微血管并发症的络通粉,治疗糖尿病胃肠功能紊乱的肠胃通胶囊,治疗糖尿病焦虑失眠的眠虑安,治疗糖尿病肾小管损伤多尿的补肾缩泉胶囊,且已经转让处方,创造了巨大的社会价值。

《糖尿病中医防治指南》来源于国家中医药管理局标准化项目,由中华中医药学会糖尿病分会主持,针对中医糖尿病领域辨证分型混乱、缺乏统一标准的现状,在王永炎院士和林兰等老专家的亲自指导下,召集行业内外50余位专家,全面、系统地回顾和分析国内外相关文献和西医各种版本的糖尿病指南,结合中医自身的特点,历经近两年时间,经启动、四次专家论证和审定,最终形

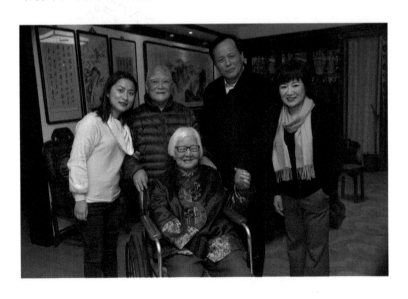

2019年11月28日,仝小林晋升院士后的第一个感恩节回到芜湖看望导师一家

成糖尿病行业内第一部中医临床指南,于2007年7月28日在人民大会堂正式发布,并由中国中医药出版社正式出版发行,目前正筹备再版。《糖尿病中医防治指南》自发布以来得到了行业内的广泛好评,在天津和洛阳等地对基层中医师完成了初步推广应用。现已制订了全国范围内的推广计划,并拟将其翻译成英文,在加拿大、新加坡等国家进行推广。

"子以四教,文行忠信。"(《论语·述而》)这是仝小林教授做人治学始终奉行的信条,也是他在中医事业上取得成功的秘诀。早在1982年,仝小林以优异的成绩考取了李老的硕士研究生。他刻苦研读《内经》及相关典籍,夜以继日,不避寒暑。仝小林的家乡在吉林,夏暑时节,天气凉爽,原本假期可以回家避暑,但他决意留居火炉芜湖,在皖南医学院深研苦读。夜间蚊虫咬腿,他就穿上长胶靴坚持在灯下用功做题。这种勤奋好学、持之以恒的精神颇似先贤之头悬梁锥刺股,令人敬佩!正是由于仝小林对中医药这种锲而不舍、潜心尽力、精勤不倦的精神,才让他在中医药研究领域取得累累硕果。

《颜氏家训》曰:"古之学者为人,行道以利世也。"仝小林正缘于此,多年来,立足临床,依据经典,继承创新,成就了其自身的学术理论与临床经验,在诊治疑难病方面独出心裁,疗效显著。在非典肆虐的危急关头,他挺身而出,用他非凡的睿智与胆识,对非典的病因病机做出正确辨治,拟方遣药,挽救众多病患于危急之际!

仝小林教授致力于糖尿病理论与临床研究,以20余年之心力,从20余万糖尿病病人诊治中悟出一套新的理法方药辨治体系。他详察糖尿病传统认识与现代临床研究进展,剖析经典及各家学说并付诸临床验证,解答当代中西医诊治难点与疑惑,从糖尿病郁热虚损四大阶段,以及病理基础、中心环节、治则治法多个方面,为糖尿病的诊治辟一新的蹊径。仝小林教授非常重视经方、类方在治疗糖尿病过程中的作用,在长期的理论研究和临床大样本病例的治疗中,创造性地发现中医络病理论适用于糖尿病的全过程。仝小林教授为此系统地总结了"糖络杂病"相关的络脉概念、生理特点、临床表征、辨证要义、治则治法、络病药物分类等。不仅创"糖络杂病"之新说,还对其进行深入细致的阐释,更以大量临床验案作为实证,行证相印,不作虚言。这一新说不仅开糖尿病诊治之先河,而且其思路与方法也获得了显著的临床疗效,值得大力推广。仝小林教授长期的理论研究与临床实践,实现了诊治非典与糖尿病的两大突破。这一事实充分表明,只要潜心探究经典与各家学说,衷中参西,在临床实践中融会中西理论,就一定会达到提高疗效、更上一层楼的目的。可以说全小林教授治学行医都受到李老身体力行的影响,看着弟子成材也是李老内心极为欣慰的事情。

全小林当选中国科学院院士后,于2019年感恩节赴芜湖看望李老和张老,并写下诗词表达自己激动的心情——《相见欢·师徒》:"师徒睽阔相逢,喜融融,何似燕雏归来暖巢中。学子忆,恩师醉,感情浓。还叙当年耳语沐春风。"《乙亥感恩节》:"初出茅庐入李门,新安沃土养医魂。三圣故里求真谛,滋养师徒两代人。传承精华量效起,守正创新始痹论。张氏一帖薪火传,感恩节来唯感恩。"

弟子孙世发,李济仁教授的硕士研究生,现为南京中医药大学研究员、博士生导师,江苏省突出贡献中青年专家,国家中医药管理局重点学科——方剂学学科带头人,新加坡中医学院客座教授。孙世发研究员长期从事中医理论研究和临床工作,特别在方剂理论和方剂文献信息应用方面,取得了一定的成绩:在20世纪80年代中期提出了"同证异治"的重要学术观点,随后以此观点为核心,发表了《"因人制宜"与体质学辨析》《因人制宜的组方遣药思路》《因人制宜学术思想探讨》等相关论文,系统阐述了自己对这一观点的认识;在认真考证的基础上,对《方剂学》教材中多处方剂来源及方名提出了新的认识;通过对古今方剂文献的广泛深入研究,归纳总结出6种方剂命名规律,并指出加强方剂规范命名的必要性;通过对《黄帝内经》有关制方思想的研究,提出其"君、臣、佐、使"的论述并非制方原则,原书无13方,更无以君臣佐使配伍之典范。主编了《老年病方药精华》《世界传统医学方剂学》《名方配伍分析及应用》等方剂学专著,副主编《中医方剂大辞典》,参编相关医学著作近20部。发表《〈内经〉方与君臣佐使别论》等学术论文约30篇。参加和主持多项重要课题,并取得了相应成果。作为主要人员参加了第一批重点中医古籍《诸病源候论校注》的整理研究,由他编撰的《中医方剂大辞典》,获国家中医药管理局基础理论研究一等奖2项,国家科技部科技进步三等奖1项。最近主持完成的江苏省科技厅自然科学基金资助项目"中医方剂编码及文献数据库研究"通过了鉴定,其成果处于国内领先水平。目前正在从事"中药复方治疗精神障碍类难治病证的信息研究"各方剂文献信息检索系统的研究。2015年孙世发主编出版了大型巨著《中华医方》3 000余万字。

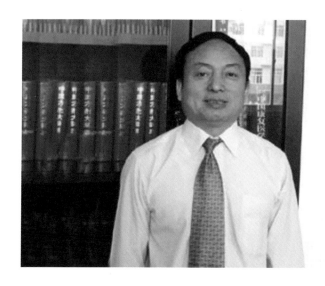

孙世发

弟子胡剑北,李济仁教授的硕士研究生,后获北京中医药大学博士学位,曾任皖南医学院科研处处长,硕士生导师,专攻"中医形体医理学"。胡剑北是安徽省跨世纪学术与技术、北京市科学技术带头人后备人选,享受政府津贴。曾主持与参加包括国家攀登计划、国家自然科学基金、省重点攻关科研项目12项。出版《中医时间医学》《中医时间治疗学应用全书》等专著12部,发表学术论文62篇,为我国较早开展中医时间医学研究的学者之一。胡剑北致力于中医理论的形体基础研究,突破性地提出了"中医形体医理学"理论体系,力求保持中医基本特色的同时,立足科学,大胆创新,古今结合,并实践临床,受到中医界的极大关注。可惜英年早逝,卒于2010年9月。

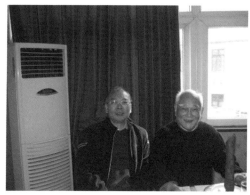

胡剑北(左)与恩师李济仁

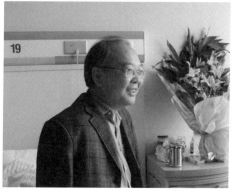

2010年7月,胡剑北在病房接受采访,此时他被皖南医学院评为优秀共产党员

　　弟子朱长刚,李济仁教授的硕士研究生,南京中医药大学养生康复专业博士研究生,中国人民解放军总医院(301医院)博士后,对中医"治未病"理论有独到见解。现任安徽中医药大学中医临床学院教授,国家人口与健康科学数据共享平台地方服务中心副主任,安徽省中医药科学院养生康复研究所副所长,安徽省亚健康研究会副会长,安徽省药学会膏方专业委员会主任委员,安徽省中医药学会治未病专业委员会副主任委员。

　　朱长刚教授对中医教学、医疗、科研有着扎实的理论基础和丰富的临床经验,主讲《内经选读》《中医养生康复学》等课程。2012年、2013年两次荣获解放军总医院"科研创新奖",主持国家科技支撑计划课题"农村医疗卫生知识库及远程医学服务系统及应用",获科研资助经费1 442万元,主持国家"十二五"重点学科中医养生学中"膏方养生"方向项目建设,承担澳门特别行政区科研基金项目"亚健康人群保健品开发研究",获科研资助经费380万港币。获国家发明专利4项,发表中医药专业学术论文50余篇,主编、参编中医学专业著作6部。

　　杨永晖,安徽省中西医结合医院(安徽中医药大学第一附属医院西区)副院长、主任医师,安徽中医药大学教授、硕士研究生导师,中国中医科学院博士后,师承国医大师李济仁教授。

　　主要学会任职有:安徽省中医药学会常务理事、针刀医学专委会主任委员,中国针灸学会微创针刀专委会副主任委员、针刀产学研创新联盟副主席,

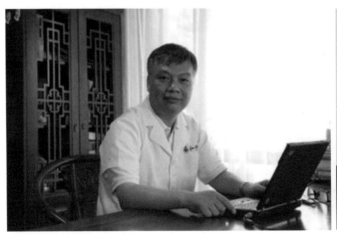

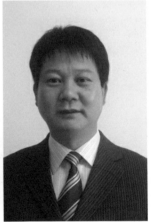

朱长刚　　　　　　　　　　　　　　　　　　　　　　　　　　杨永晖

中华中医药学会针刀医学分会副主任委员、国际中医微创联盟副主席，中国民族医药学会针刀医学分会副会长、疼痛分会副会长。

作为副主编编著了全国中医药行业高等教育规划教材《针刀医学》《针刀刀法手法学》，参编医学专著和规划教材10余部，发表医学论文20余篇。主持国家自然基金面上项目1项，主持或参与10余项国家及省部级课题的研究，获安徽省科技进步二等奖1项。

致力于针刀医学的临床、教学及科研工作，倡导超声引导下针刀的可视化治疗，提出"脉证合参、中西并重、杂合以致、大道至简"的诊治理念，尤其在颈肩腰腿痛诊疗方面形成一套自己独特的理论体系和治疗方法，充分体现了针刀疗法的"简、便、验、廉"的独特优势，临床效果显著。

此外，还有李老培养的学生，如彭光普、李有伟、夏黎明、周骋、吴福宁、余晓琪、傅南琳、王秀、张华东、储成志、张宏、熊钰、储永良、黄闰月等，他们在各自的岗位上都做出了卓越的成绩。有的人还走上了领导岗位，如省中医药管理局局长、学院副院长、医院院长、科主任、学科带头人等。

2009年李老被评选为首届国医大师，安徽省政府奖励李老5万元。李老当即决定将这5万元捐赠给安徽中医学院新安医学研究中心，用于资助有志于新安医学研究的大学生。

李老先后被北京中医药大学、广州中医药大学、安徽中医药大学及安徽中医药高等专科学校聘为顾问、教授、终身教授等职，在聘任仪式上李老表示，作为特聘教授、顾问，自己非常高兴，将做到尽心尽力，不遗余力，努力为学校发展做出应有的贡献，不辜负广大师生的期望。李老在讲话中还十分谦逊地表示，要"活到老、学到老"，要向大家学习，特别是要向年轻人学习。李老对所聘学校的师生提出了四点期望：一是要坚定发展中医的信念，要坚持突出中医特色，打造中医优势；二是要认真研读中医典籍，抓好基本功训练；三是要注重结合临床实训，努力提高实践能力；四是要做好中医类科学研究，发表论文、著书立说。这既是李老对中医药后学的期望，同时也是他自己作为中医前辈一生所践行的。

李老入医，从研习《内经》始，功力极深，几乎可以全文背诵，研究论文近百篇，尤其对于调神理论情有独钟，也就是格外关注形而上的部分。现在的学生受西医的影响，对于形而下的部分容易理解，在实际临床上偏重于实体的改变,对于精神与形体的关系及影响认知表浅,经常忽略。李老无论是在理论课还是在学生们的跟师门诊中都反复提醒、强调调神的重要性,要求他们要能够背诵《内经知要》,特别是要读懂《四气调神大论》,讲道法自然。学生们学而不深,领悟不够,李老就反反复复地讲,直到学生们真正地理解了。

李老讲课并不直接讲原文,而是要学生们先了解外围相关知识,比如讲阴阳五行,先列出《诗经》《左传》诸子百家到《吕氏春秋》的有关篇章,要求学生们研读,学生们没有读过,生文僻字一大堆,吃力得很,常常会有抵触情绪。但经他串讲后,理解了阴阳五行概念的演变与发展脉络,学生们听完就有一种登高望远的感觉,兴趣大增。

李老在学习上对学生们要求很严。他要求学生们熟记方歌,多读、熟读《内经》《金匮要略》等中医经典著作,鼓励学生只要有心得即可写出来,以练笔力,日久自可熟能生巧。在待诊中,他要求学生先行看诊,拟定处方,之后他再复诊,指出不当之处。李老在空暇时,常针对临床所见疑难病案与学生们讲解讨论,旁征博引,见解独到,学生们听后茅塞顿开,收益甚多。

李老在学术上努力突破家传囿规,注重师承而不坚持门户之见。他经常与学生平等自由地交谈,不预设框架地讨论各种学业课题,并重视培养研究生独立思考、质疑解难的能力。他常说:"培养接班人要站得高、看得远,不能局限于'小我'。"并引用乡贤前辈程门雪的名联"徐灵胎目尽五千卷,叶天士学经十七师",以鼓励学生要饱学多师,博采兼收,甚至告诫学生"学我者生,似我者死",不能坐井观天。其虚心之风范,青天可鉴。

李老常说:"学生们的成绩就是对我辛苦的最好回报。家族制是古代社会的文化意识,但在现代多元教育形式高度发达的今天,注重的是文化的传承和多元化的传承方式。'张一帖'是民族文化瑰宝,我想把它申请为非物质文化遗产,让更多人了解它、利用它。"

李老在他知天命之年还说道:"我是教师,是共产党员,要多为群众解除疾苦,多为国家培养人才。有生之年,再带10名合格的研究生和学术继承人。"如今李老已经90岁,仍然活跃在临床一线,2009年李老被评为国医大师以后,更加精心培养后学,先后培养了中国中医科学院传承博士后1名,国医大师学术继承人5名,全国第三、第四批优秀人才5名,并在广东省中医院、南京市中医院成立了国医大师传承工作室。他最大的希望就是这些学生们能完整并有所创新地继承他的学术经验和思想,为人民解除病痛。

被祖国医学神奇魅力迷住的马来西亚华裔商人张新生,曾经从马六甲给李老寄来一封言辞恳切的信,一要拜师,二为他妻子久治不愈的妇科病求治。后来李老指导这位数千公里外的"函授生"系统地阅读中医著作,他妻子的病经李老函诊后也大为好转。多年来,李济仁教授就这样在繁忙的医教研工作之余,不仅挤时间为国内外4 000多名病人提供无偿函诊服务,并且义务指导了40多个从未见面的学生,可以说是医学教育史上的一段传奇。

# 第二节
## 整理研究

传统中医药是我们的国粹,是我国人民长期同疾病做斗争的经验总结。新安医学在中医药发展史上独树一帜,有鲜明的地方特色。

李济仁大师指出,认真解决中医药发展过程中存在的困难和问题,应着力在5个方面下功夫:一是要重视发展中药,中药是中医防治疾病的主要手段,中医中药密不可分,发展中医首先要重视发展中药。二是要做好中医药学术的传承。张艺谋是用世界语言讲中国故事,我们中医药也要学会用现代语言讲过去的故事,使人民群众理解、支持、接受中医药。三是重视中医标准化工作。四是重视以中医为主的中西医结合。现代医学往往是以西医解释中医的中西医结合,而当下最需要做的就是深入开展以中医为主的中西医结合工作。五是重视人才培养,发展中医药关键是要培养更多年轻一代的专家、学者。

理论与临床并重是李济仁大师从医的另一重要特色。他精擅内、妇科疑难杂症,尤擅痹病、痿病、肿瘤等顽疾的治疗,著有《济仁医录》等专著10余部,发表论文百余篇,并参编《内经》《中医基础理论》等高等学校规划教材。"独本不能流传……要让更多人领会新安医学的魅力",为此,他毅然捐出传本极少的新安医著《神灸经纶》,交由出版社出版。李济仁大师还以《内经》为宗,理论与临证互作阐发,确立中医医学地理学、中医时间医学等新学术生长点,以及体质学说、五体痹病、五脏痿病等研究专题,在中医理论与临床的研究上硕果累累。他熔经方、时方、验方于一炉而精心化裁,针对世界性顽疾痿证提出益肾填精、健脾和胃、养血舒筋等法,在痹证诊治中提出寒热辨治、气血并举、痹痿同治的"三期疗法",取得了辉煌的成就,为中医药事业做出了卓越的贡献。

李济仁早年就善于总结归纳,勤于笔耕。他以苦参为主治疗乳糜尿的经验,1978年经《新医药杂志》等书刊披露后,被纷纷效仿引用。他还将所创乳糜尿系列方编成汤头歌诀传教学生;其总结归纳治疗胃病的"和、降、温、清、养、消"六法,于1979年在《赤脚医生杂志》第四期发表;其以补肾法治愈进行性肌营养不良症的经验,在1984年的《中医杂志》、1985年的日本《汉方临床》杂志发表后,引起了海内外专家的高度重视,影响很大;1988年,他对中医学界在治则研究上的各种混乱认识进行了合并归纳,提出了七项基本治则;时至晚年,他还就养生保健揣摩总结出一套五脏运动法,概括为养心、调肝、理肺、健脾、补肾"十字诀"。可见,这种"博学约取"的治学方法,早已内化为李济仁长盛不衰的学术功力。

博学约取,持之以恒,循序渐进,鸿篇巨制也就水到渠成。李济仁指出,鸿篇巨制更应详细地占有资料,并仔细分析材料中的种种发展形态,探究种种形态的内在关系,做足准备功夫,制定长编规划,避免行文散漫,力求立意鲜明突出,结构紧凑完整,即所谓"将有述作,先制长编"。如对于新安医学的研究,李老主张系统地发掘整理资料,遂带领学生厘清和阐明了新安医学对急、危、难、重病症的诊疗经验和规律。如李老主编的《新安名医考》资料收集丰富,考证相当严密,特别重视各家的学术思想和诊治特色,追溯他们之间的师承、私淑关系与学术交流梗概,不仅是一部人物史实考证的传记,也是论述中医学术沿革发展的史书,起到了承前启后的推动作用。李老所著的《济仁医录》《痹证通论》《痿病通论》等14部学术专著,也都是他治学上博专结合、坚持不懈的结晶。

李济仁"博学约取"的功力,还体现在专注"窄而深"的研究上。选题或许很小,但在这个选题范围内务必把资料搜齐,"通诸群书而皆得其读"。如其全面通核综括前贤关于"病毒"的诸论后,择其精要,联系临床加以阐解、剖析,认为《内经》中所说的寒毒、湿毒、热毒、燥毒、清毒、苛毒以及历代医书所说的疫疠、温热毒、时行毒等,均属病毒范畴,其"病毒"并不等同于西医之病毒概念,而是泛指一切生物性致病因素,力求以科学的思维方法予以阐释。他常常引用乡贤

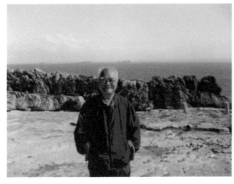
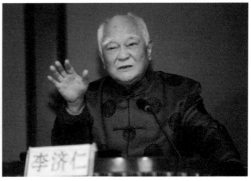

李济仁在葡萄牙里斯本罗卡角　　　　　　　　　　　　　　李济仁在做报告

先师戴震的话告诫学生："知十而皆非真,不若知一之为真知也",始做学问的诀窍就在于"小题大做",贵在专精。他以《内经》为宗,融合古今、结合中西,理论与临床互相阐发,采用了确立专题、各个击破的方法,先后设计并完成了五体痹证、五脏痿病、五脏水证、地理医学、时辰医学、体质学说、医疗气象学、养生调神学说等研究专题。所发表的100多篇学术论文,小者千余言,大者也不过五六千字,都十分精当。

李济仁治学继承了朱熹理学"格物穷理"的传统,注重学术探讨和理性分析,穷究医理,力求完善。在《内经》病机理论的探讨上,他采用科学化的研究方法,不拘泥文典、不盲从权威,实事求是地阐发新义。一般中医教材中以邪正斗争、阴阳失调、升降失常来概括病机规律,他通过逻辑学和概念内涵的分析,指出其概括过于笼统模糊,尚不能深刻地反映疾病的本质,认为基本病机可分化为三个主要方面:病理变化、病传规律(包括传变转归和因果变换规律)、自我阴阳调节与代偿,其基本病理变化可以用源自《内经》的不足、有余、郁滞、逆乱概念表达;而传变转归不外乎表里、上下及相关脏腑间三种基本途径;施治上则要着重抓住传变因果规律中的主要环节,打破恶性循环;临床上要重视自我阴阳调节的状态,合参病理改变与疾病传变,制定最佳的调治方案。关于气血证治,前人多有"血证治气"之论,"治血不治气,非其治也"已成定法,李济仁则进一步认为,治气不治血,亦失之全面,并对"气证治血法"作了论证和发挥。正如北宋理学家张载指出,做学问要"于不疑处有疑,方是进矣"。

对于中医学领域存在的各种思潮和观点,李济仁往往能够秉持中正态度,客观公正地加以分析,不迷信、不偏执。譬如中医家传秘方往往具有神秘色彩,机械套用往往失效,很多人不相信民间"偏方""秘方"。他则认为:"民间也藏有大智慧,不可等闲视之。有些验方听起来的确不可思议,但常年使用后效果确实的验方,还是值得采纳的。"李济仁分析,民间疗法精华与糟粕并存,理论与臆断互见,加之未纳入辨证论治治疗体系之中,传统中医也很少用,容易为招摇撞骗者所利用。其实单药、验方与辨证施治原则并无矛盾,虽暂时难以用辨证施治的理论去认识,但从逆向思维来看,恰恰可以充实、完善辨证理论。针对社会上曾沸扬一时的"中医存废之争",李济仁认为,由于历史的局限性,中医难免有些许糟粕,对此应以历史唯物主义和辩证唯物主义为指导,要反对一味地抱残守缺,更应抵制那种轻易否定中医,把西医理论解释不通的内容一概视为糟粕的民族虚无主义。

我国第一位以马克思主义观点研究经学的学者,是安徽籍经学大师吴承仕(1884—1939年)。吴承仕曾患痼疾,遍访京师名医皆不效,回家乡歙县后,经"张一帖"医治而愈,感佩之余,特奉赠一联——"术著岐黄三世业,心涵雨露万家春"。因为这层关系,作为"张一帖"的传人,吴承仕的治学思想和方法自然会受到李济仁的特别关注。披阅学习,浸润日深。李济仁擅于运用辩证唯物论指导中医基础理论教学,如运用对立统一规律,来说明阴阳对立、互根、消长、转化的变化规律;用内外因的分析方法,来阐明"正气存内,邪不可干""邪之所凑,其气必虚"的道理。对于《内经》原文的讲解,他以探析其所蕴含的朴素唯物辩证法思想作为主旋律,结合解剖、生理、病理、诊断、治疗加以阐述,指出人的生命来源是基于阴阳两气相交而产生的物质——精,在精这个物质基础上产生一系列思维活动,从而揭示了《内经》物质第一性、精神第二性的唯物论观,认为《素问》中"邪之所凑,其气必虚"之说,包含有"外因是条件、内因是根据、外因通过内因起作用"的唯物辩证法思想。

李济仁还把治学的求是精神转向学以致用的务实态度,理论与临床并重是其从医的一个重要特色。李老研究新安医学,十分注重医案等有实际价值的部分。他认为明代江瓘的《名医类案》、汪机的《石山医案》和清代程杏轩的《杏轩医案》,这些著作中的案例多辨证精详,立法、遣方、用药具有丰富的经验心得,堪以师法。每一案例李老都要再加评按予以阐析,加强对所引述医案的理性认识,并落实于临床应用之中,以"宣明德范,昭示来学"。他认为,认真读书,

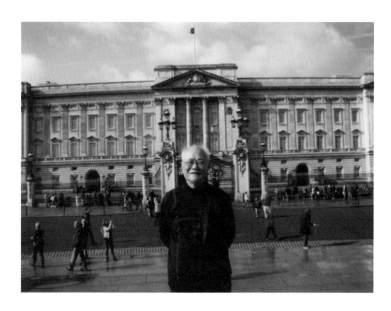

李济仁在英国王室
白金汉宫前

认真临证,两者不可偏废,强调学习理论的目的是为了更好地解决临床上的难
题。他要求研究生必须挤出时间从事临床实践,以实践来验证《内经》理论的正
确性和科学性,修正、完善和丰富中医理论。

　　清代新安名医程杏轩的《杏轩医案》是一部颇有参考价值的医案著作。该
书具有以下特点:①内容详明:载案192个,包括内、外、妇、儿等科,记叙了病人
的姓名、里籍、求治时间、体质、病情、辨证经过及追访等;②载录了许多危重症
病案,如脱证、大出血、昏厥、子痫、小儿惊厥等;③记录了治疗成功的病案,也
记录了一些失误和不效的病案。李老携其研究生胡剑北为《杏轩医案》全集逐
例撰置按语,对程杏轩先生之理法方药阐解剖析,发微启隐,见解独到,广益后
学。《杏轩医案并按》中引录了上自轩岐,下迄近代著名医家的著作100余种,除
《内经》《难经》《伤寒论》等医学经典和《千金要方》《和剂局方》《本草纲目》《临
证指南医案》《医林改错》等大家之作外,还有《补要袖珍小儿方论》《麻疹拾遗》
《临证验舌法》等世间罕传医书及《谦斋医学讲稿》《正常人体学》《辽宁中草药
新医疗法选编》等近现代医书,真可谓广征博引,包罗万象。所有引文不但都与
阐发医案主旨密切相关,而且文字十分精炼。例如,在"族叔晓堂失志狂妄"一
案按语的病机分析中,只引用了《内经》中"诸躁狂越,皆属于火"一句话即把其
病机主旨包括无遗,确有画龙点睛之效。另外,凡案中所述,虽是极为平常的
事,只要对辨证施治和处方用药有所影响,按语也一一点出,发微掘隐于寻常

之中。例如,许多案例中都有"体肥""质亏"等对病人体质情况的描述,一般读者常以为这些都是公式化的老生常谈,不予重视,按语则反复分析强调以引起读者注意,使读者认识到"顾护体质""因人制宜"不仅是杏轩,也是中医治病的一大特点,不应忽视。再如,在"许静亭翁夫人产后感邪重用清下治验案"的按语中,李老除对杏轩审证求因、循因论治、师古不泥古的处方用药加以肯定外,还重点提醒人们要注意杏轩细心观察病人,注意病人的发病时节("时值溽暑")和起居情况("居楼""闭户塞扇"),并使用相应处理方法("移榻下楼免暑气蒸逼")的特点。

《杏轩医案并按》在按语中对杏轩所列各医案的病因病机都给予了十分详细的分析,以帮助读者掌握和了解杏轩辨认疾病的思路和正确诊断的要领。例如,"王某血证频发""族弟义采血涌欲脱""龚西崖兄咳血"等均为血证,症状看似相同,但病因不一,按语明确指出:前者属"胃膜所伤"其病为虚,中者属"中气上逆"为水火失济,后者则是"肺气逆"其病在肺。由于李老分析详明,丝丝入扣,确给人以启迪。为了帮助读者了解掌握杏轩处方用药的经验,《杏轩医案并按》的按语十分重视对方药作用的剖析,特别指出程氏对于复杂病变数方同用所取得的效应,如早服参苓白术散,夜服地黄丸治愈妇女带下;早用四阴煎,晚用淡养胃气、甘益脾阴之方,治愈内伤经闭证等。在"族人联开休息痢,证治奇验"一案中,李老的按语还专门赞扬了杏轩一味鸦胆子治愈了叶天士也认为"最难愈"的休息痢,表现了李老对有效单方草药的重视。

《杏轩医案并按》一如程杏轩之实事求是,对精妙处拍案叫绝,对瑕疵不加掩饰。一方面,"药证相符获良效""选药精当,配伍周全""堪为后医者规范"等赞誉之词比比皆是;另一方面,"尚待商榷""似嫌欠妥""何为如此,吾之不明矣"等质疑、商讨,甚至批评的文字亦屡见不鲜。例如,李老在《杏轩医案并按》中为"黄就唐表兄脘痛呕吐危证治验"案作注时,引近代名医秦伯未《谦斋医学讲稿·论肝》中提出的肝郁与肝气不同的理论,指出杏轩在该案中既言"木郁达土",又论"肝气横逆",将两者混为一谈,似有不妥,值得研究;在"许月翁令爱齿衄"治案中,李老更明确指出杏轩解释犀角能止齿衄的原因是"戴角者无上齿,阳明之血脉,上贯于角,齿衄用之辄应……"的说法,"义近乎玄,尚待商榷"。

《素问·举痛论》中有一句名言:"善言天者,必有验于人;善言古者,必有合于今;善言人者,必有厌于己。"李济仁教授善于融古通今,衷中参西,理论联系实际,从而较好地把握了中医学稳步发展的方向。李老深入研究中医理论,以历史唯物主义和辩证唯物主义为指南,既反对抱残守缺、尊经崇古、以经解经的烦琐考证,又抵制那种轻易否定中医,把用西医理论解释不通的中医理论和实践都视为糟粕的虚无主义。他坚持古为今用,实事求是地研究学习中医有实际价值的部分,同时又很注重理论与临床相结合。

<h2 style="text-align:center">第三节<br>临床运用</h2>

　　李济仁教授在70余年的诊疗生涯中,对于痹证(风湿病)、冠心病、乳糜尿以及慢性肾炎蛋白尿等疑难杂症的治疗形成了独特的学术思想, 积累了丰富的实践经验,对新安医学与中医药学术进步贡献显著,不仅获得国内同行专家的高度评价,还造成了不小的国际影响。例如,李济仁教授治疗痹证的"清络饮"验方,已获中国发明专利1项,美国发明专利1项,发表国际SCI论文2篇。2006年英国剑桥大学学者在国际药理学顶级刊物 *Trends in Pharmacological Sciences* 的综述中,将"清络饮"列为抗风湿病血管新生的代表性中药复方并专门评述。"清络饮"的相关研究还相继获得"863"、国家自然科学基金等国家课题的资助。以上进展表明,李济仁教授在长期临床实践中形成的学术思想及经验方剂,无论对于临床造福病患,还是对于疑难疾病的科学研究,均具有十分重要的意义与价值。

　　李济仁教授不仅虚心向名师请教学习, 不耻下问, 还擅于从民间汲取营养,吸收民间行之有效的经验和单方验方,兼收并蓄,为己所用。例如,民间用菝葜治疗癌症、用苦参治愈乳糜尿、老青蒿虫治腹泻的单验方,都被他吸收消化而变通运用于临床。

　　李济仁研读偶有心悟、临证每获良效,就着手抄录,随得随记。这些点点滴滴、细微难计的细节,都是从"暗箱"中摸索出来的有效经验,往往关乎成败。例如,李老治疗胃部疾病,对炎症、溃疡等喜用散剂,因病变病灶均在胃内壁,散剂在胃内停留时间较长,且可直接黏附于病灶,渐渍而散解,发挥局部性的保护与治疗作用,犹如体表部位痈肿疮疖、溃烂破损等局部外敷散剂治疗一样,可提高疗效;再如治疗肝脏病变,李老根据"肝藏血""人卧血归于肝"之理论,常常嘱病人睡前服药,或药后即卧,宜静忌动。药物有效成分吸入血中,流入于肝,肝血流量愈大,药物在肝内有效浓度相应增高,疗效也就愈彰。用方虽无大异,由于重视剂型选择和用药时间,注意药后动静宜忌,李济仁大师往往能于少效乏效之中独辟蹊径,独创效机。所谓"方法",有"方"还要有"法",有"方"无"法",功亏一篑。

李济仁还特别倡导从多学科角度研究中医。他在阐述《内经》精气神与熵理论之间的关系时,运用现代科技探讨中医之科学内涵,揭示中医之内在规律,充分体现出海纳百川、有容乃大的宽广胸襟。他还将控制论引进中医学领域,带领研究生运用控制论研究《内经》藏象学说,建立了相应的数学模型,探讨脏腑系统及脏腑间的联系、控制、干扰、调节和平衡关系。他指出,任何一门学科的发展都不是孤立的,而应该是多学科互相渗透、互相促进,传统的中医模式与治学方法,应当揉进现代科学的内容,利用现代科技手段,取长补短,这是中医学发展的必由之路。

李济仁在临床上不囿于门户之见,强调要吸收各家所长为己用,中西医要相结合。他认为无论中医西医都是为了解决病人的痛苦,不能因为自己是中医,就摒弃西医的有效方法。临床中,李老除了采用传统的辨证方法施治以外,亦经常利用现代医学的检查来协助诊断。他要求自己的学生们,要学好西医,切不可因为自己是中医,便忽视了西医知识。李老常强调,中医要发展,一定要利用现代医学先进的技术方法及研究成果,以弥补中医的不足,如此才可将中医进一步发扬光大。

李济仁教授继承"张一帖"之心机活法,临证诊治外感病和急性病,屡起大症重疴。以下举例说明。

验案1:1949年,年未弱冠的李济仁刚行医乡里不久,时值炎夏,遇一农民患湿温重症,初起症见胸窒腹胀、身热少汗、渴不欲饮,服中西药皆不效,致症情加重,高热不攘、昏迷抽搐。因病人不省人事、抽搐5天,家人已备后事。李济仁为其测体温39.8℃,观其颈项胸腹漫布水疱,状似水晶,诊其脉濡数,察其舌苔黄厚腻。此因病初外邪失宣,致湿热蒙蔽、痰浊内阻,急拟清热祛湿、宣透开窍。药用青蒿、藿香、佩兰、青豆卷、连翘、石菖蒲、滑石、川贝、芦根,另服太乙紫金丹。服药3剂,汗出较畅,神识渐醒,抽搐逐平,唯神困形疲,纳呆欠远。原方加白蔻仁、沙参、石斛、薏仁米,再服10剂,调理善后而愈。

验案2:1957年6月底,一农村女社员,35岁。暑令时节在田间劳作而发病,高热灼手,便下紫血量多,一日四五行,持续十余日。其时李济仁已于家乡组织了联合诊所。诊其头汗冷黏,四肢厥逆,神困肢软,间或神识不清,舌质红、苔少,脉数而细软无力。李济仁辨为暑温(阳随阴脱型)之证,认为其消化道出血乃因暑邪侵扰,强力作劳,阳热上浮,脉络受伤被灼,血海失藏所致,其病变已由实证转为虚实夹杂、以虚为主的证候,此时非补气不能益其津,非回阳不能攘其热、救其脱,苦寒攻伐之品切不可妄用,治当回阳救逆、益气止血。药用制附块15克,炮姜炭10克,北五味子15克,炙黄芪15克,炒蒲黄15克,炒地榆15克,炙甘草10克,细生地15克,红参15克(炖服)。用药2剂后,其便次减少,血少汗敛,四肢转温,高热见退,神志已清。阳回而热退血止,撤停附子、炮姜和止血之剂,改以石斛、谷麦芽、薏苡仁等益阴和胃之品调之,而收全功。

验案3:1973年炎夏,芜湖市某大医院一乙脑病人,病患抽搐、壮热、神昏多日,曾邀中西医专家会诊多次,壮热略平,但抽搐依然,神昏、神靡依旧,病人家属焦急万分。时李济仁刚调入芜湖弋矶山医院不久,病家慕名延请会诊。症见:神昏谵语,角弓反张,强直抽搐,脉虚数,舌绛乏苔。乃热灼阴伤、血虚生风、经脉失养之故,治以清热养阴、熄风定痉,方拟大定风珠化裁。药用石膏、知母、生地、白芍、龟版、鳖甲、牡蛎、蜈蚣、全蝎、阿胶等,以养阴止痉。药服3剂,4小时鼻饲1次。药后抽搐反张渐平,原方减牡蛎、蜈蚣,加沙参、玉竹,以增养阴之功。继服5剂,热退痉平,神清,嘱以沙参、麦冬、百合、莲子、枸杞、红枣等食疗,调治1个月而愈。

【按】李济仁诊治外感病、急症等,以认证准确为基础和前提,用药猛、择药专、剂量重,取重剂以刈病根,往往一两剂即奏效,上三案足见其"稳准狠"之心机活法。尤其案二"温病便血"十分罕见,属血汗双夺、阴阳离绝之危重证候。《内经》有云:"夺血者无汗,夺汗者无血,故人有两死而无两生。"病人高热迁延,亡血失津,阳随津脱,阴从血去,发展到神困肢软、间或神识欠清、头汗冷黏、四肢厥逆的危险境地。高热先为暑热、后为阳浮,阴绝于下,阳气无主而浮于上,阴阳相离,险象环生。李济仁投以生地、麦冬、五味子等凉血滋阴平和之品,仅以牛蒡子疏散热邪,以附子回其阳,红参、黄芪益其气津,炮姜炭、炒蒲黄、炒地榆止其血,两剂立见其效。

李济仁不仅转益多师,更擅长将书本知识活学活用,变创发明。他的很多创见发明都是源自经典医籍的启发,如从《内经》三因(因时、因地、因人)制宜学说中,确立了中医地理学、中医时辰医学、人体体质学说等新学术生长点;根据《内经》"旦慧昼安,夕加夜甚"的人体阴阳昼夜消长变化规律,摸索制定了一套择时服药的规则;汲取清代新安医家程杏轩"数方并用、定时分服"之精华,进一步提出并制定了一系列完整的用方服药辨治纲领;在明代新安医家吴崑"痹痿合论"的基础上,借鉴张景岳、周慎斋的有关论述,从病位、病因病机、辨证论治三方面系统地提出了"痹痿统一论",制定了完整可行的痹痿合治方法;临证辨治慢性顽疾如进行性肌营养不良症等症,则参合明代新安医家汪机"调补气血、固本培元"的思想,以培补肾本为证治要义。"问渠哪得清如许,为有源头活水来",正是因为李老从经典医籍中源源不断地汲取营养,才成就了他超越前人的学术成就。除了善于总结前人经验,博采西学之长也是李济仁的治学倾向。他认为,中医定性把握、宏观辨证,西医理化检测、用数据说话,两者各有长短,各有所宗,不可偏废,应融合中西,融会贯通,推陈出新。1978年医学界提出"时间治疗学"的理念,李济仁触类旁通,敏锐地抓住了这一契机,运用现代时间生物学理论,及时对《内经》中的因时制宜论进行了归纳、研究,深入探讨了人体生理、病理、诊治与日月、四时的关系,论证了《内经》"人与天地相参,与日月相应"论断的科学性,阐明了"谨候其时,病可与期,失时反候,百病不治"的科学原理。其后李老还指导幼子李梢,通过对大病例的流行病学调查和数理分析对"时间治疗学"作进一步论证。例如,对1 143例风湿病病人疼痛症状的昼夜节律变化进行观察和统计学分析,证明这一理论,与《内经》"昼轻夜重""旦慧昼安夕加夜甚"基本相符。以下分别说明。

1.活用新安医学"暑必兼湿"学说

李济仁没有仅凭祖传经验坐吃家底,在秉承家学理念的基础上,不断汲取新安医学和经典理论的营养,如将"暑必兼湿"的理论灵活运用于临床。

验案:1981年7月,安徽省某位领导入住弋矶山医院,术后高热不退,体温41℃,使用青霉素、链霉素等不能退其热,西医束手无策之际,院长特邀李济仁会诊。诊见其高热,无汗烦渴,头痛如裹,神识欠清。在排除术后刀口感染所致发热后,李济仁认为长夏季节暑湿当令,暑多夹湿,暑温交蒸,故高热不退。诊为外感暑温,治当解表祛暑、芳香化湿,方用新加香薷饮透表清暑渗湿,加减白虎汤清气退热,兼用板蓝根、大青叶、金银花等清热解毒之品,药用香薷6克、佩兰9克、生甘草9克、藿香9克、连翘9克、大青叶15克、金银花15克、丹参15克、知母9克、薏苡仁18克、板蓝根30克、鲜芦根30克。翌晨,微汗出,高热渐退,神识渐清。暑湿之邪将从外泄,当因势利导,原方去丹参、甘草,加白蔻仁6克、扁豆衣9克、六一散(荷叶包)15克。用药3剂而热尽退,唯神倦肢软,纳谷呆钝。邪却体馁,健脾祛湿以调养之。

【按】"暑必兼湿"说为清代新安医药学家汪昂和温病学家叶天士所倡立。《本草备要》载:"暑必兼湿,治暑必兼利湿,若无湿,但为干热,非暑也。"《临证指南医案》中也有"暑必夹湿,两者皆伤气分"的记载。新安医家程国彭立方四味香薷饮,清代温病大家吴鞠通立新加香薷饮以治之。李济仁掌握了暑湿理论之精髓,临证游刃有余,一剂取效、三剂而安,向世人展示了新安医学的神奇魅力。

2.创用新安医学"培补肾元"学术

在新安医家中,李济仁特别推崇汪机。汪机是明代四大医家之一,其倡发"营卫统一气论",治病以擅长使用参芪培本固元著称。李济仁把握住了这一精髓所在,临证辨治慢性顽疾,参合汪机"调补气血、固本培元"的思想,以培补肾本为证治要义,辨治内科杂病往往从肾入手,或以补肾为主,或以治肾为辅,或补肾与治他脏并重,并形成了相对固定的系列治法,如以补肾法为主,培补肝肾、兼顾气血治疗月经不调、崩漏、带下、不孕等妇科疾患,以益肾养精、清热祛湿杀虫为主辨治乳糜尿证,以培补肾本、健脾固涩为法治疗慢性肾炎蛋白尿,以益肾养肝、健脾和胃、养血舒筋为法治疗风湿病、进行性肌营养不良症、多发性硬化等。

验案:某男,32岁。双下肢进行性痿软无力半年余,足软弛缓,难以久立,步态不稳,呈鸭步,持杖而行,兼见腰膝冷痛,头晕乏力,纳谷不馨,面色萎黄,既往有风湿性关节炎病史2年。舌质淡、苔少,脉沉细。诊为痹痿同病,由痹转痿,证属肝肾不足。拟用益肾养肝、舒筋活络之法,方以生肌养荣汤加减为治。处方:熟地15克,何首乌12克,怀山药20克,山萸肉15克,巴戟天15克,淡附片(先煎)10克,全当归20克,金狗脊15克,千年健15克,鸡、活血藤各15克,怀牛膝10克,宣木瓜15克,炮山甲9克。服药30剂后,自觉两足任地有力,鸭步步态不明显,腰酸头晕诸症随之减退,遂改以丸剂长期服用,嘱加强肢体功能锻炼,以资巩固。

【按】凡痹痿同病多有阴虚体质的内在倾向性,而顽痹转痿都有肌肉瘦削、痿弱不用的临床表现。无论是痹痿同病或由痹转痿,素体阴虚乃为其潜在病根,治法当以培补肝肾为主。李济仁认为,痹、痿可分但不可强分,两者常同病或转化,病因病机上,体质内虚是痹、痿病的共有因素,风寒湿热六淫邪气客袭,由不达致不荣是痹痿病的类同病机,痹久成痿是痹痿病变的发展规律。治则治法上,两病存在以补法扶其正、通法去其邪、辅以外治等共性,培补肝肾、舒筋通络是痹痿两病的共同有效治法,痹痿可合而论治。

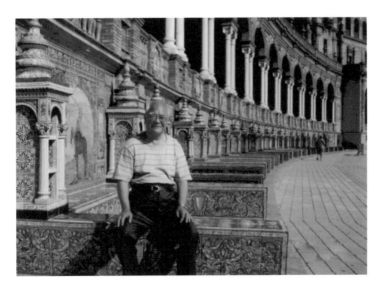

李济仁参加西班牙塞维利亚二度主办的万国博览会

3.继承新安医学重视脾胃的传统

新安医家多重视脾胃的护养,注重脾胃也是"张一帖"能迅速起效的重要原因。李济仁常说:"对于病人,首先要调理脾胃,脾胃开了,再进药效果就更神速。"如治胃癌,李济仁认为,必宜以扶助正气、健脾养胃为主。当然,若辨其证确有气血、痰火、瘀积之实邪,机体正气尚盛,则当祛邪以养正,亦不可忽视。

验案:某男,40岁,工人。1992年10月初诊。病人于1992年9月因食后脘腹胀满就诊于弋矶山医院,胃肠钡剂摄片示胃窦部充盈缺损,诊为胃窦癌,病理证实为转移性腺癌,未能切除,仅作胃肠吻合术。术后精神不振,神疲乏力,面色萎黄,形体消瘦,脘腹仍胀,只能进流质饮食,二便尚可,舌质淡红、苔薄白,脉细弱。李济仁认为此乃癌毒犯胃,脾胃不和,正气大亏,治以健脾益气,理气和胃,兼攻癌毒之法。方一:黄芪25克,潞党参15克,茯苓15克,白术15克,阿胶(烊冲)10克,绞股蓝20克,广木香9克,南沙参10克,神曲15克,陈皮15克,鸡内金10克,白花蛇舌草20克,龙葵20克,石见穿20克,水煎服,每日1剂。方二:菝葜(根部)2 500克,洗净切碎,加水12.5升,文火浓煎,去渣,得液4升,加肥猪肉250克(切碎)再浓煎,得药液2 500毫升,每天服125~250毫升。服方3周后,诸恙好转,脘腹作胀明显减轻,已能进半流质饮食。改服方二,3个月后,体力增强,体重增加,肤色转红润,精神好转,能操持家务。此后间歇服药有5年,临床症状消失。2000年3月复查钡剂摄片示:原胃窦部充盈缺损消失。触胃脘柔软,直肠指诊阴性。已存活10年。

【按】胃癌属中医“胃脘痛”“伏梁”“反胃”“噎嗝”等范畴,多由长期饮食不节、情志忧郁,渐致痰火胶结,或脾胃虚寒,或津液干枯、气滞血瘀而成,或食积、气郁、热结、痰凝、血瘀、脏虚所致。若饮食未消则兼去其滞,逆气未调则兼解其郁,热邪未去则兼清其热,痰结未散则兼化其痰,瘀血未祛则兼行其瘀,病久体弱则专用补养如此标本杂进,可致胃气重伤,难能奏效。

4.创新新安医学服药法

清代新安医家程杏轩创有“数方并用、定时分服”之法,李济仁常拟而行之,数方并用、补泻兼施,各按相宜时间服用,每得良效。例如,以早服健脾丸、晚服桂附八味丸,治愈脾肾两亏之腹泻多人;以早晚分服麻子仁丸,上、下午分服补中益气汤,治愈老年性虚秘病人甚众。程杏轩之法,一是针对复杂病情,运用数种方剂定时分服,以避免药物配伍之相杀、相恶、相反、相畏等禁忌;二则可异其剂型,各取服用机宜。李济仁对妇科疾患如月经不调、崩漏、带下、不孕等,也常参以程杏轩之法。例如,李老治一妇人崩漏,日久不愈,辨其证属留瘀,治须攻瘀,瘀去血始可止。但妇人病已久,气血早虚,单纯攻瘀则体不能任,单纯补益则出血未止。唯攻其瘀而止血、补气血而扶虚,二法同举,方为妥帖。他以八珍汤补气益血煎服,失笑散祛瘀止崩另吞服,终使瘀去血止,正亦未伤。不将汤散合一,其因在于八珍汤之人参与失笑散之五灵脂相畏,分服后既可各尽其能,又不犯相畏之戒。对虚实夹杂之老年性慢性支气管哮喘,既有寒痰渍肺、气道受阻之实证,兼有下元不足、肾不纳气之虚证,可在吞服金匮肾气丸的同时煎服射干麻黄汤,每每获效甚捷,较之单法独进疗效高而疗程短。肾虚其位在下焦,治宜缓图,故用金匮肾气丸以补肾纳气,改善老年人常见之肾虚病变;肾虚之体又易外感风寒,而有寒痰渍肺、气道受阻之证,证情较急,病位在上焦,治宜急取,故与射干麻黄汤并用,标本同治。不同剂型分别并用,既可避免药物之间的杀恶反畏,又增加了医治途径,使药力殊途同归。

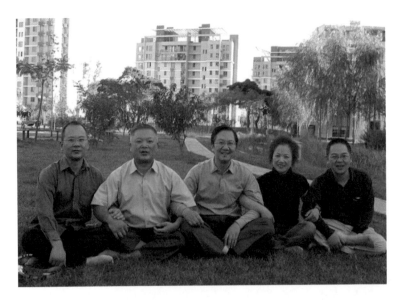

张其成兄妹五人

李济仁在中药剂型的运用上多视具体病情,或汤、或散、或膏、或丸,灵活选用,没有千篇一律,唯"汤"是从。

通过长期实践和不断总结,加之融会新安医学精髓与《内经》理论,李济仁系统完整地提出了"选择方药剂型,重视作用特点""强调服药时间,注重动静宜忌""推崇数方并用,主张定时分服"等精辟论见,丰富了中医辨证论治的内容,对新安医学的传承和创新起到了重要的示范作用。

5.李济仁论肝肾关系及其临床意义

祖国医学认为五脏属阴、六腑属阳,阴阳之中又分阴阳。就肝肾而言,肝为阳,肾为阴。《内经》中说:"腹为阴,阴中之阴,肾也;腹为阴,阴中之阳,肝也。""肝为牡脏,肾为牝脏",牝牡本指鸟兽的雌雄,古人用以比喻肾肝,因肝以阳为主,肾以阴为主,故叶天士又称"肝为刚脏,肾为柔脏",并按五行学说,肝属木,肾属水,水能生木的理论而论云:"肝为风木之脏,因有相火内寄,体阴用阳,其性刚,主动主升,全赖肾水以涵之。"故临床常有"滋肾水以涵肝木"之说,被后人广泛应用。

在生理方面,肝藏血,肾藏精,精生血,血养精,肾精充足,肝血旺盛,肝脏功能才能正常;肝血充盛,使血化为精,肾精充满,肾脏功能才能正常,若肾精亏损,血乏精化,可导致肝血不足;肝血不足,无血化精,也可引起肾精亏损。可见两者是互相滋生、依赖和影响的。所以常有"精血同源""肝肾同源""乙癸同源"之说。

十二经脉分属于十二脏腑,在经络上肝肾也互相联属相通。《内经》云:"肾足少阴之脉……其直者,从肾上贯肝膈。"而奇经八脉与肝肾的关系更为密切,冲、任、督脉皆起于"胞中",督脉的循行与足太阳脉、足少阴脉相通而络属于肾,带脉则从督脉、足太阳脉分出,阳跷、阳维脉也与足太阳脉相通,任脉、冲脉、阴跷、阴维脉则与足少阴相通,八脉都与肾相联系。同时,督脉又与任脉相通,与肝经相会于头部。故叶天士说:"奇经之脉,隶于肝肾为多。"(《临证指南医案》)后来吴鞠通也说:"盖八脉隶于肝肾,如树木之有本也",强调了肝肾关系及其在人体的重要作用。

在病理方面,常常表现为肝肾之间的阴阳失调或肝血、肾精的亏损,肾阴不足,不能涵养肝木,则引起肝阴不足,导致肝阳上亢,症状如眩晕目赤,急躁易怒等;肝阳妄动,又可下劫肾阴,形成肾阴不足,症状如头昏耳鸣、腰膝酸软、阳痿遗精。临床上肝阴虚和肾阴虚,肝阳上亢和肾火妄动,往往同时出现,故肝肾两脏之阴阳常常盛则同盛、衰则同衰。肝血虚和肾精虚亦是如此,并且互为因果。

上述之肝肾关系的理论,用以指导临床,据此以治疗高血压病,则每有应验,现举验案二则以证之。

验案1:朱某,男性,58岁,1980年5月3日初诊。主诉眩晕头涨,如坐舟车,旋转不定,烦躁易怒,肢体作麻,失眠多梦,素嗜烟酒,宿有喘咳。诊见面色红赤,脉象弦劲,舌质红、苔薄黄,血压190/118mmHg。此乃肾阴不足、肝阳上扰、气亢血燥、阳盛风动,气与血并走于上之候,故血压升高。治宜平肝潜阳降压。方拟自制之平潜降压汤,药用:磁石(先煎)、珍珠母(先煎)、炒决明子各30克,天麻、钩藤(后下)、怀牛膝、夏枯草、白芍各12克,干地龙、青木香各9克。5剂后,眩晕大减,肢麻好转,血压下降为160/98mmHg。再投刺蒺藜、野菊花,25剂后,目眩头晕症状悉除,血压恢复正常,失眠亦见好转,唯咳喘旧恙依然。再宗原方去磁石、珍珠母,加肥知母、马兜铃、夏枯草各9克,以固其本,而善其后。经几次访问,该病至今未见复发。

验案2:陈某,男性,42岁,1979年9月14日初诊。病人先天禀赋不足,经常自感眼冒黑花,耳鸣如蝉声,头额及后脑涨痛,不能左右顾盼,坐立不宁,精神萎靡,腰膝酸软,多梦遗精,劳动则感头面发热,血压随即升高,脉细数,舌质绛、苔黄腻,血压186/110mmHg。此乃肝肾素虚,复因烦劳过度,肝肾之阴益耗,风阳上袭,故血压高;又以肝开窍于目主筋,肾开窍于耳主骨,肝肾亏虚故眼花耳鸣,转侧起坐不利;肾失藏精生髓之职,故神疲梦遗;腰为肾府,虚则腰膝酸软。治当滋肾养肝以降其压。方用自拟滋养降压汤化裁,药用:山萸肉、炒杜仲、桑寄生、怀牛膝、泽泻、淫羊藿、巴戟天各15克,丹皮、玄参、栀子、青葙子各9克。5剂后头脑涨痛略减,余症同前,按原方再服10剂,血压下降为166/100mmHg,唯头部转侧仍感不舒。原方去玄参、泽泻,加干地龙、臭梧桐、豨莶草各15克,再进30剂,血压趋于正常,头能左右顾盼,眼花耳鸣大有好转,精神亦振,夜寐渐安,腰膝如常,唯间有遗精现象。再按上方增制首乌、刺蒺藜炼蜜为丸,以竟全功。服成药1个月后复查,诸恙均愈,至今2年,几次追访,一切正常。

上述两例高血压病之所以获得较好疗效,正是以肝肾关系的理论指导临床的结果。反过来,从这两则病例的临床取效,验证了理论的正确性。

高血压病的发病机制,其病变在肝,根源在肾。冲任失调,多为女子高血压病(或症状性高血压)之诱因。盖"八脉隶乎肝肾"、冲任更在其中,肝藏血,肝为女子之先天,肾藏精、精生血,为女子之后天。

现代科学研究证实,在有降压效果的80余味中药中,一半以上均入肝经、肾经或肝肾二经。这里所举的两例高血压病,就是根据其病机在肝肾,选药多用降压药中的入肝肾二经者,如磁石、珍珠母、天麻、钩藤、干地龙、制首乌、牛膝、青木香、刺蒺藜、野菊花、丹皮、山萸肉、杜仲、桑寄生、泽泻、淫羊藿、巴戟天、玄参、栀子、青葙子、豨莶草、臭梧桐等。再根据辨证,属肝阳上亢者如例一,重用平肝潜阳降压药,属肝肾阴虚者如例二,重用滋养肝肾降压药,故能获得良效。

6.李济仁进行性肌营养不良症治验

进行性肌营养不良症,目前尚无较好疗法,中医中药治疗本病的报道亦很少。李老以右归丸方化裁治疗1例获效,现介绍如下。

季某,男,17岁,中学生,1978年7月3日入院。两下肢进行性痿软无力40天,不能行走1个月。病人于1978年5月下旬出现两下肢酸痛,3~4天后疼痛加重。在当地用草药外敷,10余天后疼痛好转,但渐觉四肢麻木乏力。又经10余日,四肢疼痛麻木消失,两下肢乏力逐渐加重,小腿肌肉萎缩,步履艰难,走几步即跌倒,同时伴有食欲下降,余无异常。

体检:消瘦,一般情况可,血压110/70mmHg,心、肺、肝、脾均无异恙。脊柱生理弯曲存在,全身肌肉萎缩,以两下肢小腿肌最为明显。翼状肩胛,鸭行步态。神经系统检查:神清,对答切题,无定向障碍。面部痛觉敏感,咬肌和颞肌有力,抬额、鼓腮、示齿良好,口角无下垂。颈软,两上肢肌力、肌张力对称但减弱,两下肢肌力2~3级,肌张力减退。两上肢桡骨膜反射、肱二头肌反射、肱三头肌反射存在但减弱,两下肢膝反射、跟腱反射消失,腹壁反射消失,病理反射未引出。全身痛、触、位置、音叉振动觉正常。实验室检查:血红蛋白14.5g/dl,血白细胞总数$14×10^{12}$/L,中性粒细胞占78%,淋巴细胞占22%,血沉6mm/h,血清钾7.0mmol/l,肌酐2.0mg/dl,肌酸6.0mg/dl,脑脊液检查正常。病理检查:镜下可见肌间质小血管充血,部分肌纤维束变细,肌肉普遍呈颗粒变性,横纹不清楚,并有部分肌浆溶解。

入院后诊断为进行性肌营养不良。经激素、胰岛素和多种维生素(包括维生素E)治疗半月,疗效不显,遂改用中医药治疗。

初诊:病人面色苍晦,形体消瘦,两腿肌肉萎缩,时感麻木疼痛,步履蹒跚,姿似鸭步,足跟疼痛,耳鸣,食欲不振,夜尿增多,大便正常。脉沉濡,舌淡苔薄。证属肝肾不足,气血虚弱,筋骨关节肌肉失养。法拟益肾养肝、舒筋活络,方以右归丸化裁治之。药用:熟地、山萸肉、甘枸杞、补骨脂、桑寄生、怀牛膝、当归、千年健、宣木瓜、鸡血藤、活血藤各15克,杜仲、桂枝各10克。5剂煎服。

二诊:前进药饵,颇中病机,病人感觉好转,肌力似增,脉舌同前。前方去活血藤,加菟丝子15克、制附子(先煎)10克。

三诊:二诊方进服10剂后,现能自行短时走动,鸭行步态已不明显,脉象较前有力。效不更方,再进5剂。

病情继续好转,行步渐趋平稳,于1978年8月4日出院。

出院后通过信函复诊。同年8月11日病人来信说:"两下肢较前有力,能步行1公里,肌力增长,唯食欲不振。"重阅病历,病人住院期间素有食欲减退,乃为脾虚之征。故予原方出入,加入健脾益气之品:川桂枝、苍白术各10克,甘枸杞、肉苁蓉、淮牛膝、太子参、鸡血藤、活血藤、宣木瓜、千年健各15克。嘱服20剂。9月13日来信说:"现每天已能步行约15公里上学读书,并能参加一般体育活动,食欲恢复正常,耳鸣消失,只是走路时间过长,足跟仍觉疼痛。"继以补肾健脾、舒筋活络之品常服,以巩固疗效。药用:枸杞子、巴戟天、炒杜仲、山萸肉、菟丝子、怀牛膝、炒续断、制黄精、金狗脊、宣木瓜、五加皮各15克,苍白术、桂枝各10克,生炒薏米各20克。间断服30剂后,恢复健康。随访至今已5年,未见复发。

体会:进行性肌营养不良症是一种由遗传因素引起的肌肉疾患,属祖国医学"痿病"范畴。关于本病的治疗,《内经》中有"治痿独取阳明"之说,但临证不可拘泥,须辨证施治。本例病人乃属肾精亏虚、肝血不足。肾亏则足跟痛、耳鸣、尿多,肝血不足则面色少华而晦暗,精血失养则四肢肌肉痿软,脾胃虚弱则食欲减退。根据"肝肾同源",精血互生之理,以补肾为法,使精血充足,肌肉筋骨得以濡养,佐以健脾益气,俾精血化生有源。方以右归丸方化裁,其中枸杞、菟丝子、补骨脂、桑寄生、肉苁蓉、杜仲、续断、狗脊、山萸肉、熟地、巴戟天补肾填精,强筋续骨;千年健、宣木瓜、五加皮、鸡血藤、活血藤益肝肾、壮筋骨、舒筋活络;当归补血和血;苍白术、黄精、太子参健脾益气,濡养肌肉;怀牛膝补益肝肾,又引诸药直达病所,终使本例顽症获效。

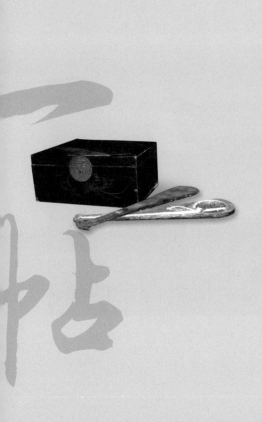

　　新安国医博物馆坐落在歙县定潭村,是皖浙一号线上的一个旅游亮点,是被誉为"当代新安医学第一家"的定潭张一帖第十五代传人李梃在国医大师李济仁、张舜华及其兄弟姐妹的大力支持下自筹资金为主建立的。该馆占地面积4 200㎡,建筑面积1 800㎡,其中展馆面积1 200㎡,是目前我国第一个为新安医学建造的博物馆。该馆巧妙地把徽派建筑元素融入馆建当中, 与展品相得益彰,别具特色。"张一帖内科疗法"是国家级非遗传承项目。门楼上的"新安国医博物馆"是首批国医大师邓铁涛所题,题字时邓老已97岁高龄;门两边的"术著岐黄""心涵雨露"是著名经学大师、清朝末代状元吴承仕所题,当年吴承仕在京患病,久治不愈,回故里苍山源,途经定潭,请"张一帖"第十三代传人张根桂医治,张根桂猛药治沉疴。吴承仕病好后写下"术著岐黄三世业,心涵雨露万家春"赠予张根桂。

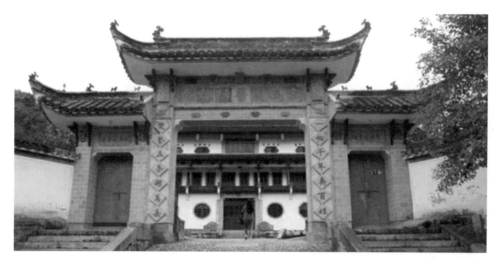

新安医学博物馆

## 序厅

　　1."张一帖内科疗法"是国家级非遗传承项目,黄山市非遗传习基地"黄山特色人才亮剑行动优秀项目"。

　　2.铜塑像,李济仁,我国首批国医大师,新安医学研究奠基人之一。张舜华,国家级非遗传承人,百年百名老中医。李张二老德艺双馨,名扬四海。如今五个子女个个事业有成,有"兄妹四博导,两代七教授"之赞誉。2017年入选首届全国文明家庭。

3.歙县"张一帖"传统家规登上中央纪委监察部网站。"张一帖"家族自明朝嘉靖年间到现在已经有460余年。他们医技精湛,医德高尚,治疗急性热病、内科疑难杂症有奇效,往往一帖(一剂)而起沉疴,被誉为"张一帖"。"张一帖"不仅以其悬壶济世的高超医术享誉海内外,更以"孝悌忠信、礼义廉耻、自强精进、厚德中和"的张氏家训家风被视为治家典范。

4.九个全国第一:

(1)第一个获国家级非物质文化遗产的新安医学家族;

(2)第一个非省城非中医院的首届国医大师;

(3)第一个同为国家非遗传承人的夫妻双国医家族;

(4)第一个兄妹双国家重点学科带头人和兄弟三博导的世医家族;

(5)第一个担任全国政协委员的国学五经导师;

(6)第一个中医药新技术新方法领域的国家杰出青年基金获得者;

(7)第一个担任世界中联三个委员会会长的世医家族;

(8)第一个为新安医学建造博物馆的非遗传承人;

(9)第一个入选首届全国文明家庭的中医世家。

5.定潭民谚:"定潭向有车头寺,半夜敲门一帖传",由此可见"张一帖"治病的医技、医德赢得了百姓的口碑。

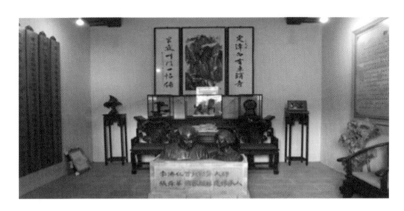

展厅内部

## 荣誉厅

内含26位工程院院士和首批国医大师们给新安国医博物馆的题词;2017

年获全国最美医生(李济仁)的颁奖图片;有与名人、科学家及各级领导的合影;李济仁家庭获全国首届文明家庭,女儿李艳代表全家人受到习近平主席的接见,以及参加2017年春晚的照片。

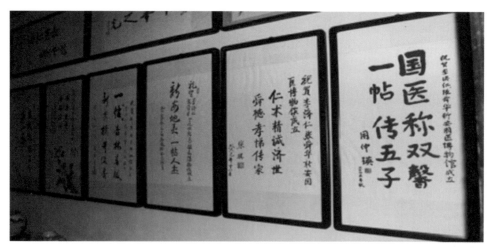

国医大师题词

## 传承厅

张一帖内科是新安医学历史延续时间较长、当代颇具影响的世医家族之一,传承至今有证可考的已有15代460多年的历史。

"张一帖"之先祖为北宋新安名医张扩之后,明代嘉靖年间,张氏医学由"满田张"分支传到"定潭张",并从张守仁开始获得"张一帖"的美誉。在定潭,至今还流传着一个美丽的传说,说的是张守仁自幼习医,不仅医术高明,而且为人淳厚,善济贫寒,常在自家药店门口搭棚,夏施药茶,冬施姜汤,其医德医术在十里八乡广为流传。一位"异人"听说后,为试探张守仁的真正为人,某次在张守

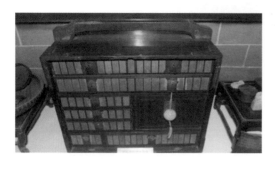

祖传药箱

仁到深山采药时,假扮乞丐装作肚子疼的模样,张守仁给他把脉后并未发现病兆,但"异人"依然一副疼痛难忍的样子,张守仁只好把他背回家中,好生伺候。小住几日后,这位"异人"发现张守仁确确实实是悬壶济世、医者仁心,便留下一张药方和一根拐杖不辞而别。

在当时,百姓多困苦,屡有因饥寒、劳累所迫而致昏厥者。张守仁虽日夜救治不辍,但终因病人众多而未能尽救。于是,张守仁在继承家学的基础上,精研《内经》等经典,以"异人"所授药方为本,穷究医理,博采良方,终于研制出一种粉状"末药",该药由18味药组成,又称"十八罗汉"。这种"末药"具有疏风散寒、理气和营、健胃宽中、渗湿利水的神效,尤其对劳累伤寒、肠胃疾患等症,往往一剂即起病回春,故被当地百姓誉为"张一帖"。"张一帖"传至清末第十三代张根桂时,他对祖传"末药"加以完善,探索出春、夏、秋、冬四季加减法,进一步提高了临床疗效,并开创了治疗内科疾病的系列治法。在皖、浙、赣等周边地区,"赶定潭"成为当时人们求医治病的代名词。

1.内里展示"张一帖"家族获得医学界的各项科技奖。

2.李济仁获首批国医大师的奖牌。

3.清华大学李梢教授携清华自主核心技术网络药理学参加2018年数字中国峰会展览的图片。

4.明代金丝楠木出诊药箱。(参见2017年2月11日《我有传家宝》栏目)

## 弘扬厅

1.李济仁、张舜华五个子女简介。

2.2016年6月11号《焦点访谈》报道了李济仁一家传道授业的照片。

3.清华大学李梢课题组的研究成果受到美国国立卫生研究院有关白皮书好评。

4."砥砺奋进的五年"大型成就展图片。

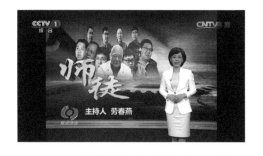

李济仁接受央视《焦点访谈》采访

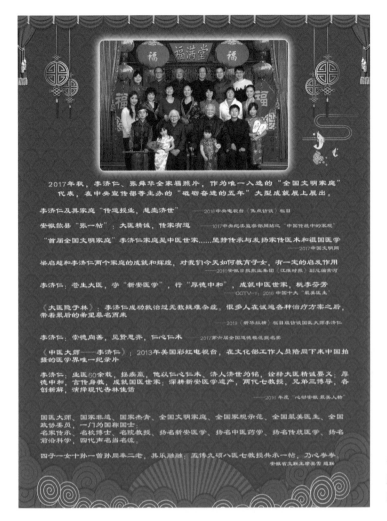

李济仁全国文明家庭近年来的突出成就和媒体报道

5.资深评论员常河评论:梁启超和李济仁两个家庭的成就应该对我们在如何教育子女方面有一定的启发作用。

## 古代中医治疗厅

1.中医治疗流程图。

2.仿真针灸铜人。（青铜制作）

3.民国时期的人体经络图。

4.民国时期药房诊所复原。

## 医籍厅

1.收集并展出明、清以来的大量医籍。
2.整个展架是一个"书"字形。

## 百草厅

展示了"张一帖"常用的三十六味中药标本,整个展示橱酷似"仙草"二字。

## 尾厅

中国著名书画家的书画和"张一帖"家族的全家福,"全国首届文明家庭""2016中国十大最美医生""2016心动安徽,最美人物"奖牌、奖杯等。

## 佛教养生园

阐述了佛教养生的观点,启发后人。

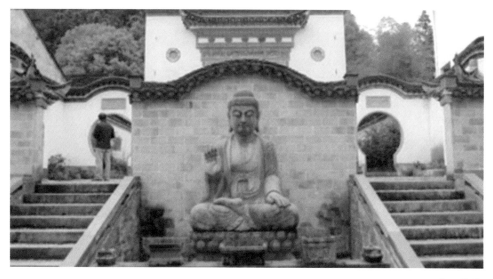

药王佛像

## 道教养生园

阐述了道教养生的观点,提出了"张一帖"治病的核心原则——调寒热,和气血。

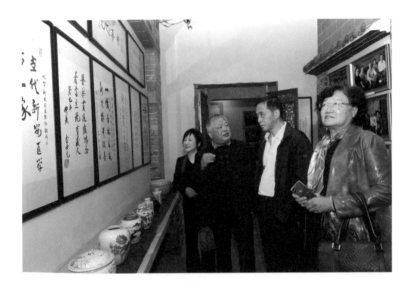

李梃向来宾介绍
博物馆情况

## 儒教养生园

1.典型的徽派宗祠,内含金丝楠木刻制、由上海书协主席周志高所题的"济舜堂"。

2.安徽省文联主席吴雪题:"济仁读六经藏千画游天下术著岐黄称国手,舜华理一家育五子传世业心涵雨露是大医。"

3.著名书画家梅墨生题:"源北宋起大明承民国一匙一拐传一帖,家新安诊寰宇名天下双贤双医称双馨。"

4."一门四博导,两代七教授。"

5.中国书画研究院理事王义题:"双国医四博导九硕士堪称三代精英,八教授七大夫十儒童乃是一帖传人。"

## 中药园

占地2亩,种植了铁皮石斛、决明子、佛手、芍药等七八十个品种。

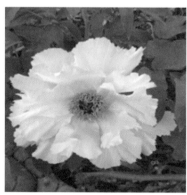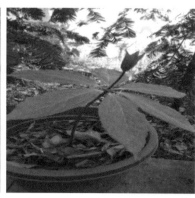

植物类中药

## 养生馆

门口进门老人出门婴儿的"复归婴儿"图形,形象地表述了道教的养生理念。整个养生馆是一个龟形建筑。

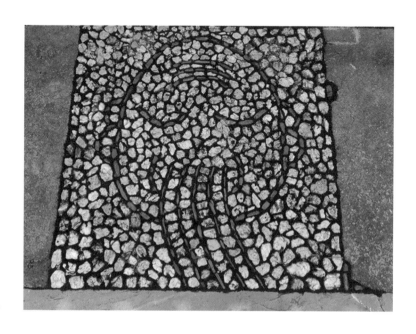

复归婴儿